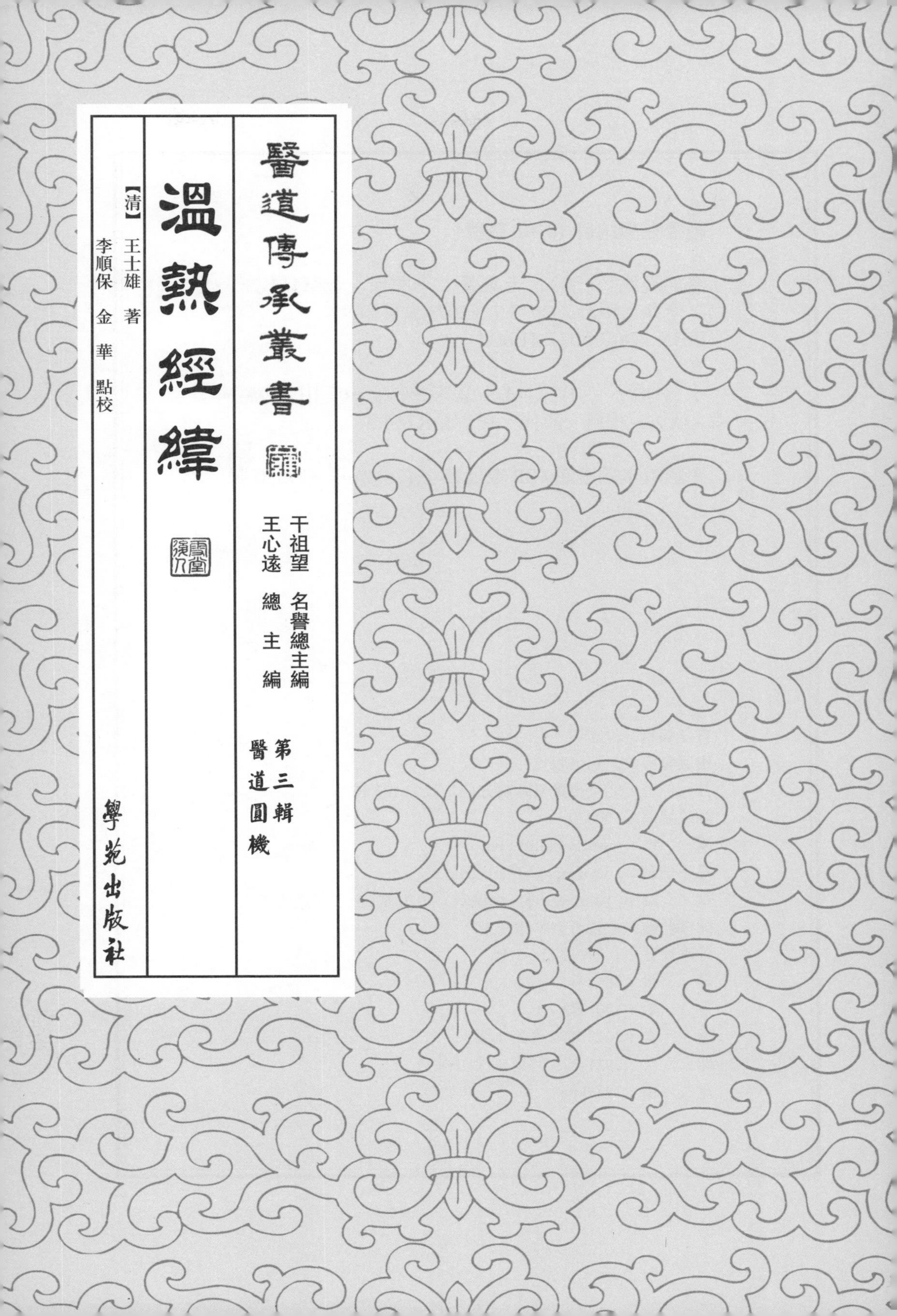

醫道傳承叢書
干祖望 名譽總主編
王心遠 總主編
第三輯
醫道圓機
溫熱經緯
【清】王士雄 著
李順保 金華 點校
學苑出版社

圖書在版編目（CIP）數據

溫熱經緯 /（清）王士雄著；李順保，金華點校 . —北京：學苑出版社，2013.1（2021.5 重印）
ISBN 978-7-5077-4194-0

Ⅰ . ①溫…　Ⅱ . ①王…②李…③金…　Ⅲ . ①溫病學說 - 研究 - 中國 - 清代　Ⅳ . ① R254.2

中國版本圖書館 CIP 數據核字 (2012) 第 319550 號

責任編輯：付國英
出版發行：學苑出版社
社　　址：北京市豐臺區南方莊 2 號院 1 號樓
郵政編碼：100079
网　　址：www.book001.com
電子信箱：xueyuanpress@163.com
電　　話：010-67603091（總編室）、010-67601101（銷售部）
印 刷 廠：北京市京宇印刷廠
开本尺寸：787×1092　1/16
印　　張：26
字　　數：150 千字
版　　次：2013 年 9 月第 1 版
印　　次：2021 年 5 月第 4 次印刷
定　　價：78.00 圓

醫道傳承叢書

《醫道傳承叢書》專家顧問委員會（按姓氏筆畫排序）

干祖望　王子瑜　王玉川　孔光一　印會河　朱良春　李今庸　李振華　李　鼎
李濟仁　何　任　余瀛鰲　金世元　周仲瑛　孟景春　胡海牙　馬繼興　郭子光
唐由之　陸廣莘　陳大啟　陳彤雲　許潤三　張士傑　張　琪　張舜華　張學文
程莘農　費開揚　賀普仁　路志正　劉士和　錢超塵　顏正華　顏德馨

《醫道傳承叢書》編輯委員會

名譽總主編　干祖望
總　主　編　王心遠
副總主編　邱　浩
編　　委　王心遠　付國英　李　雲　李順保　邱　浩　姜　燕　陳居偉
　　　　　陳　輝　趙懷舟　趙　艷

第三輯《醫道圓機》

主　　編　李順保
編　　委　李順保　金　華　褚玄仁　顏惠萍

《醫道傳承叢書》序

醫之道奚起乎？造物以正氣生人，而不能無夭劄疫癘之患，故復假諸物性之相輔相制者，以爲補救；而寄權於醫，夭可使壽，弱可使强，病可使痊，困可使起，醫實代天生人，參其功而平其憾者也。

夫醫教者，源自伏羲，流於神農，注於黄帝，行於萬世，合於無窮，本乎大道，法乎自然之理。孔安國序《書》曰：伏羲、神農、黄帝之書，謂之三墳，言大道也。前聖有作，後必有繼而述之者，則其教乃得著於世矣。惟張仲景先師，上承農、軒之理，又廣《湯液》爲《傷寒卒病論》十數卷，然後醫方大備，率皆倡明正學，以垂醫統。兹先聖後聖，若合符節。仲師，醫中之聖人也。理不本於《内經》，法未熟乎仲景，縱有偶中，亦非不易矩矱。儒者不能捨至聖之書而求道，醫者豈能外仲師之書以治療。間色亂正，靡音忘倦。醫書充棟汗牛，可以博覽之，以廣見識，知其所長，擇而從之。醫，大道也！農皇肇起，軒岐繼作，醫聖垂範，薪火不絕。懷志悲憫，不揣鄙陋，集爲是編，百衲成文，聖賢遺訓，吾志在焉！凡人知見，終不能免，途窮思返，斬絕意識，直截皈禪，通身汗下，險矣！險矣！尚敢言哉？

《醫道傳承叢書》編委會

《醫道傳承叢書》前言

《醫道傳承叢書》是學習中醫的教程。中醫學有自身的醫學道統、醫宗心要，數千年授受不絶，有一定的學習方法和次第。初學者若無良師指點，則如盲人摸象，學海無舟。編者遵師所教，總結數代老師心傳，根據前輩提煉出的必讀書目，請教中醫文獻老前輩，選擇最佳版本，聘請專人精心校讎，依學習步驟，次第成輯。叢書以學習傳統中醫的啟蒙讀本爲開端，繼之以必學經典、各家臨證要籍，最終歸於《易經》，引導讀者進入『醫易大道』的高深境界。

叢書編校過程中，得到中醫界老前輩的全面指導。長期以來，編者通過各種方式求教於他們，師徒授受、臨證帶教、授課講座、耳提面命、電話指導。他們對本叢書的編輯、刊印給予了悉心指導，提出了寶貴的修改意見。三十餘位老先生一致認同：『成爲真正的、確有資格的中醫，一定要學好中國傳統文化！首先做人，再言學醫。應以啟蒙讀本如脈訣、藥性、湯頭爲開端，基本功要紮實；經典是根基，繼之以必學的中醫四大經典；各家臨證要籍、醫案等開拓眼界，充實、完善自己師承的醫學理論體系。趁著年輕，基礎醫書、經典醫書背熟了，終生受益！』『始終不可脫離臨床，早臨證、多臨證、勤臨證、反復臨證，不斷總結。中醫的生命力在臨床。』幾位老中醫強調：行有餘力，可深入研讀《易經》、《道德經》等。

百歲高齡的國醫大師干祖望老師談到：要成爲合格的中醫接班人，需具備『三萬』：『讀萬卷書，行萬里路，肉萬人骨。』並且諄諄告誡中醫學子：『首先必讀陳修園的《醫學三字經》。這本一定要讀！一定讀，非讀不可！對！熟記這一本，基礎紮實了，再讀《內經》、《本草》、《傷寒》，可以重點做讀書筆記。經典讀熟了，要讀「溫病」的書，我臨床上使用「溫病」的方子療效更好。』作爲《醫道傳承叢書》名譽總主編，他的理念思路代表了老一代的傳統學醫路徑。

國醫大師鄧鐵濤老先生強調了中醫的繼承就是對中華優秀傳統文化的繼承，中醫學是根植于中華文化、不同於西方現代醫學，臨床上確有療效，獨立自成體系的醫學。仁心仁術，溫故知新，繼承不離本，創新不離宗。

老先生們指出：『夫生者，天地之大德也；醫者，贊天地之生者也。』（《類經圖翼·序》）中醫生生之道的本質就是循生生之理，用生生之術，助生生之氣，達生生之境。還指出：中醫學術博大精深，是爲民造福的寶庫。學好中醫一要有悟性，二要有仁心，三要具備傳統文化的功底。只有深入中醫經典，用中醫自身理論指導臨床，才會有好的中醫療效。只有牢固立足中醫傳統，按照中醫學術自身規律發展，中醫才會有蓬勃的生命力。否則，就會名存實亡。

在此，叢書編委會全體成員向諸位老前輩表示誠摯的謝意。

本叢書在編輯、聘請顧問過程中得到北京中醫藥大學圖書館古籍室邱浩老師鼎力支持、大力協助，在此特致鳴謝！感謝書法家羅衛國先生爲本叢書題簽（先生系國學大師羅振玉曾孫，愛新覺羅·溥儀外孫，大連市文化促進會副會長，大連墨緣堂文化藝術中心負責人）。

古人廣藏書、精校書是爲了苦讀書、得真道。讀醫書的最終目的，在於領悟古人醫學神韻，將之施用於臨床，提高療效，造福蒼生。人命關天，醫書尤其要求文字準確。本套叢書選擇善本精校，豎版、繁體字排印，力求獻給讀者原典範本，圍繞臨證實踐，展示傳統中醫學教程的原貌，以求次第引導學習者迅速趣入中醫學正途。學習中醫者手此一編，必能登堂入室，一探玄奥；已通醫術的朋友，亦可置諸案頭，温故知新，自然終生受益。限於條件，内容有待逐漸豐富，疏漏之処，歡迎大家批評指正。

學習方法和各輯簡介

良師益友，多方請益。勤求古訓，博采衆方。慎思明辨，取法乎上。學而時習，學以致用。大慈惻隱，濟世救人。（道生堂學規）。

古人學醫的基本形式爲半日侍診，半日讀書。行醫後還要堅持白天臨証，晚間讀書，終生學習。《朱子讀書法》説：『於中撮其樞要，厘爲六條：

曰循序漸進，曰熟讀精思，曰虛心涵泳，曰切已體察，曰著緊用力，曰居敬持志。……大抵觀書，先須熟讀，使其言皆若出於吾之口。繼以精思，使其意皆若出於吾之心。然後可以有得爾。』讀書先要誦讀，最好大聲地念，抑揚頓挫地念，能夠吟誦更好。做到眼到、口到、心到，和古人進入心息相通的境界，方可謂讀書入門。叢書大部分採用白文本，不帶註釋，更有利於初學者誦讀原文；特別是四大經典，初學者不宜先看註釋，以防先入爲主。書讀百遍，其義自見。在成誦甚至背熟後，文意不明，才可參看各家註釋，或請教師長。

在讀書教程方面，一般分三個學習階段，即基礎課程、經典課程、臨證各家。

第一輯：醫道門徑

本輯對應基礎課程，初學者若不從基礎入手，則難明古經奧旨。

《醫學三字經》是清代以來公認的醫學正統入門書，其内容深入淺出，純正精粹。

《瀕湖脈學》是傳統脈訣代表，脈學心法完備、扼要。

《藥性賦·藥性歌括》，其中《藥性賦》是傳統本草概説，兼取《藥性歌括》，更適於臨證應用。

《醫方集解》之外，又補充了《長沙方歌括》、《金匱方歌括》、《時方歌括》，歌訣便於背誦記憶。經方法度森嚴，劑量及煎服法都很重要！包含了經方劑量、煎服法的歌括，初學者要注意掌握。

第二輯：醫道準繩

本輯對應經典課程。《黄帝内經》（包括《素問》、《靈樞》）、《神農本草經》、《傷寒論》、《金匱要略》、《難經》，爲中醫必學經典，乃醫道之根本、萬古不易之準繩。

醫道淵深，玄遠難明，故本輯特編附翼：《太素》《甲乙經》《難經集注》《脈經》等，詳爲校注，供進一步研習中醫四大經典之用。

第三輯：醫道圓機

本輯首選清代葉、薛、吴、王溫病四大家著作，以爲圓機活法之代表，尤切當今實用。歷代各家著作，日後將擇期陸續刊印。明末清初大醫尊經崇原，遂有清代溫病學説興起。各家學説、臨證各科均爲經典的靈活運用，在學習了經典之後，才能融會貫通，悟出圓機活法。

第四輯：醫道溯源

本輯對應醫道根源、醫家修身課程。

《易經》乃中華文化之淵藪，『醫易相通，理無二致，可以醫而不知易乎？』（《類經附翼》）

《黃帝內經》夙尚『恬淡虛無，真氣從之；精神內守，病安從來』之旨；《道德經》一本『道法自然』、『清靜爲天下正』之宗，宗旨一貫，爲學醫者修身之書。

《漢書·五行志》：『《易》曰：「天垂象，見吉凶，聖人象之；河出圖，雒出書，聖人則之。」劉歆以爲虙羲氏繼天而王，受《河圖》，則而畫之，八卦是也；禹治洪水，賜《雒書》，法而陳之，《洪範》是也。』《尚書·洪範》爲『五行』理論之源頭。

隋代蕭吉《五行大義》集隋以前『五行』理論之大成，是研究『五行』理論必讀之書。

繁體字的意義

傳承醫道的中醫原典，採用繁體字則接近古貌，故更爲準確。

以《黄帝内經·靈樞·九針十二原》爲例：

繁體字版：『知機之道者，不可掛以髮；不知機道，叩之不發。』

簡體字版：『知机之道者，不可挂以发；不知机道，叩之不发。』

《靈樞經》在這裏談到用針守機之重要。邪正之氣各有盛衰之時，其來不可迎，其往不可及。宜補宜瀉，須靜守空中之微，待其良機。當刺之時，如發弩機之速，不可差之毫髮，於邪正往來之際而補瀉之；稍差毫髮則其機頓失。粗工不知機道，敲經按穴，發針失時，補瀉失宜，則血氣盡傷而邪氣不除。簡體字把『髮』、『發』統寫爲『发』字，給理解經文造成了障礙。

繁體字版：『方刺之時，必在懸陽，及與兩衛，神屬勿去，知病存亾。』

簡體字版：『方刺之时，必在悬阳，及与两卫，神属勿去，知病存亡。』

『衛』，《甲乙經·卷五第四》《太素·卷二十一》均作『衡』。『陽』『衡』『亾』皆在段玉裁《六書音韻表》古韻第十部陽韻；作『衛』則於韻不協。『衡』作『眉毛』解，《靈樞·论勇第五十》曰：『勇士者，目深以固，長衡直揚。』『兩衡』即『兩眉』，經文的意思是：『准備針刺之時，一定要仔細觀察患者的鼻子與眉毛附近的神彩；全神貫注不離開，由此可以知道疾病的傳變、愈否。』於醫理爲通；『衡』又作『眉上』解，《戰國策·中山策》鮑彪注：『衡，眉上。』『兩衡』指『兩眉之上』，於醫理亦通。作『兩衛』則於上下文句醫理難明。故『衛』乃『衡』形近鈔誤之字，若刊印爲簡化字『卫』，則難以知曉其當初爲『衡』形近致誤。

《醫道傳承叢書》編委會　壬辰正月

點校說明

王士雄（孟英）與葉桂（天士）、吴瑭（鞠通）、薛雪（生白）爲清代温病四大家，其著《温熱經緯》一書，係温病十大名著之一，對温病學的發展起到了積極的推動作用。

一、王士雄簡介

王士雄，字孟英，號夢隱，别號潛齋、隨息居士、海昌野雲氏、半癡山人等，草堂名歸硯。生於清嘉慶十三年（一八〇八年），卒約於同治五年（一八六六年）。

王氏遠祖係甘肅省慶陽市（古名安化）人，後移居浙江省海寧縣（古名鹽官），乾隆年間再遷杭州市（古名錢塘），王孟英生於杭州。曾祖上爲清鹽官望族。曾祖父王學權，字秉衡，清代名醫，著《醫學隨筆》（一八〇八年未脱稿而病逝，後經其子王國祥輯注，其孫王昇校正，亦未付梓，再經曾孫王孟英評注，並易名《重慶堂隨筆》刊行）。祖父王國祥，字永嘉，父王昇，字大昌。均業醫，但醫術平平。王孟英兄弟六人，其兄三人早卒。王孟英幼年體弱多病，但聰慧勤學，『十歲知三覺五服之别，受知於王琴泉、王繼周、金匏庵、謝玉田、孫鐵崖、謝金堂，目爲不凡』。十二歲時父患温病危篤，經名醫浦上林治之而轉危爲安，遂立志習醫。十四歲，父卒，家道中落，經父摯友金履思相助，赴浙江金華（古名婺州）鹽務局任會計，公暇之餘，披閲醫書，後經舅父俞桂庭資助，辭識返鄉，『足不出户庭者十年，手不釋卷者永夜』。學成後懸壺四方，活人無數，王氏行醫間，常與顧聽泉、趙菊齋、江謝城、徐亞枝、張柳吟等切磋醫術，醫術日臻成熟而成正果。

清代温病四大家中，王孟英稍晚，故能得前輩精髓，尤貴發揚，終成一家。王氏除著《温熱經緯》外，尚有《霍亂論》（二十年後增補爲《隨息居重訂霍亂論》）、《歸硯録》、《囬春録》、《仁術志》、《潛齋簡效方》、《王氏醫案三編》、《鷄鳴録》、《隨息居飲食譜》、《潛齋醫話》、《潛齋醫學叢書》，以及評注參訂他人著作甚多，不一贅述。

二、《温熱經緯》對温病學的主要貢獻

《温熱經緯》以《内經》《傷寒論》之文爲經，以葉天士、薛生白、陳平伯、余師愚諸家之言爲緯，結合自身經驗和認識而譔成於咸豐二年（一八五二年），該書較爲系統全面地整理和總結温病學的基礎理論和臨床診療方藥，載方一百一十三首。

（一）確認新感温病與伏氣温病是温病的兩大類型

温病學派漸起之時，諸位學者均否認『藏於精者，春不病温』和『冬傷於寒，春必病温』的伏氣温病學説，前者認爲温病是由温邪病致病，故爲新感温病學説，兩者争訟不已，王孟英在《温熱經緯》中，將新感温病與伏邪温病歸納爲温病的兩大類型，並行存在，王氏將《内經》温病定爲伏氣温病，將《傷寒論》分爲『伏氣熱病』和『外感熱病』兩類，同時又將葉天士『温熱論』易名爲『外感温熱篇』，將葉天士《幼科要略》中的温病易名《三時伏氣外感篇》等，均收録於《温熱經緯》中並加以評注，以伏氣温病爲經，以新感温病爲緯，交織一體，而成温病。

（二）進一步闡明温病病機學。

王孟英非常服膺葉天士的《温熱論》，但對『逆傳心包』自有見地，王氏曰：『是由上焦氣分以及中下二焦者爲順傳，惟包絡上居膻中，邪不外解，又不下行，易於襲入，是以内陷營分者爲逆傳也。然則温病之順傳，天士雖未點出，而細辨其議論，則以邪從氣分下行爲順，邪入營分内陷爲逆。』爲是。

温病學初期，温病學家皆以爲『暑必兼濕』，混二爲一。葉天士曰：『暑必兼濕』，喻嘉言説：『熱蒸其濕是爲暑，無濕則但爲乾熱而已』，章虚谷言：『火濕合氣名暑』。王孟英則認爲暑爲天氣、日氣，濕爲地氣、土氣，暑與濕爲二氣，迥然有别，『俱是兩病相兼，非謂暑中必有濕也』。暑與濕可合而爲病，亦可分而爲病，如此則規範、標準化了暑濕和濕温兩類温病的概念和定義，對治法亦有指導意義。

王孟英還批駁將暑分陰陽，妄立陰暑和陽暑之名，致使臨床治療混亂，王氏曰：『設云暑有陰陽，則寒亦有陰陽矣，不知寒者水氣也，熱者火之氣也，水火定位，寒熱有一定之陰陽』，又云：『所謂陰者，即夏月之傷於寒濕者耳』。進而指出：『夏月此等證候甚多，因畏熱貪凉，而反生寒濕之病，乃夏月之傷寒也，雖在暑令，實非暑證，昔人以陰暑名之，謬矣。』對臨床暑温之診斷及治療均有指導意義。

（三）豐富了温病的治法和方藥

王孟英推崇葉氏衛氣營血及吴氏三焦辨證用藥法，但亦有創新之處，病邪在肺采用『治必輕清』之法，對暑温病，『無濕者白虎湯，夾濕者六一散』，對暑熱津氣虛者，采用自擬方（後人稱『王氏清暑益氣湯』，以區别李東垣『清暑益氣湯』）清暑益氣生津，『以清暑熱而益元氣，無不應手取效也』。

王氏治温病，强調邪之出路，即通暢大便，王氏云：『温熱病之大便不閉者爲易治者，以臟熱移腑，邪有下行之路，所謂腑氣通則臟氣安也』。

王氏治温着重護陰，認爲温熱未有不耗陰者。『耗之未盡者，尚有一綫之生機可望，若耗盡而陰竭，如旱苗之根已枯矣，沛然下雨，亦曷濟耶！』如養肺陰、養胃陰、滋腎陰等。

該書在闡釋温病中，引用近五十三名作者，近六十種參考書籍，亦可謂之集温病名言之大成，故該書内容完整系統。

該書後附温病方劑一百一十三首，均作説明和詮釋。王氏自擬的清暑益氣湯和甘露消毒丹均爲温病之名方，其他尚有連樸飲等。

三、《温熱經緯》版本簡介

《温熱經緯》譔成於清咸豐二年壬子（一八五二年），併於同年刊行，迄今共有版本三十九種，其主要版本有：

咸豐二年壬子（一八五二年）刻本。

同治二年癸亥（一八六三年）刻本。

同治十三年甲戌（一八七四年）湖北崇文書局刻本。

光緒三年丁丑（一八七七年）刻本。

光緒八年壬午（一八八五年）四川新繁東湖刻本。

光緒十一年乙酉（一八八五年）鬆韻閣刻本。

光緒十八年壬辰（一八九二年）廣州壁經堂刻本。

光緒十八年壬辰（一八九二年）上海醉六堂刻本。

光緒二十一年乙未（一八九五年）揚州文富堂刻本。

光緒二十二年丙申（一八九六年）上海圖書集成印書局鉛印本。

光緒二十九年癸卯（一九〇三年）日巖別墅刻本。

光緒三十一年乙巳（一九〇五年）上海寄石山房石印本。

光緒三十三年丁未（一九〇七年）校經山房石印本。

一九一一年上海文瑞樓石印本。

一九一三年湖南文化印書局鉛印本。

一九一四年上海錦章書局石印本。

一九一五年上海普新書局石印本。

一九二一年上海世界書局石印本。

一九三五年上海中醫書局鉛印本。

上海千頃堂書局石印本。

一九五六年人民衛生出版社影印本。

本書選用一八九五年揚州文富堂版本爲底本，併參考其他版本。

李順保　二〇〇九年九月九日于金城苕花齋

目錄

卷五

溫熱經緯序

自來生民之疾，莫重於傷寒。存亡判乎呼吸，得失決於一朝，變化萬端，不容或紊。而傷寒中溫熱、暑淫之病，證因非一，尤易混淆。前賢所以各有專書互相闡發，而觔觔於此也。顧明於此者，昧於彼，聚訟紛紜，各鳴己得，徒使好學之士無所適從，而或過信一家之言，未免偏之爲害矣。王君孟英該博淹貫，引經斥異，衆美兼收。謂前人之說既已中肯，何必再申己意？因而棄瑕錄瑜，匯成《溫熱經緯》一編。盡本述而不作之意，而其中間以按語亦謂旁考他書，參以閱歷，則亦猶之述耳，而初非有私心臆斷於其間也。僕慒不知醫，過從之餘，竊聞緒論，喜長沙之學，即得諸家表彰於前，復得王氏匣訂於後，由是千秋絕業，不致混淆亂於群言。而四時五氣之感，亦不致難辨而失之歧誤。其有裨生民之命豈淺鮮哉！屬爲弁言，爰不揣譾陋而書之。

咸豐二年壬子初夏仁和趙夢齡

溫熱經緯序

余讀孟英之《霍亂論》也，在道光紀元之二十有八年，閲三載。孟英游江右時，余握篆宜黄，始納交於孟英，因得讀其《回春錄》、《仁術誌》諸治案。爲之編纂排比，付諸剞劂，以惠世人。孟英知余耽情竹素，積嗜成癡，所獲奇方秘籍，恒郵寄相示，拓我見聞。而余每有所疑，馳書相問難。孟英爲之條分縷析，援古證今，如冰斯開，如結斯解，披函莊誦，未嘗不撫案稱快。數載以來，尺書往覆，魚雁爲勞，夫疾疢人之所時有也，不有藥石患害曷瘳然。而醫籍流傳，途徑多岐，聚訟紛紜，各鳴一得，使後學旁皇眩惑，罔決適從，識者病之。余恒欲廣搜百氏，兼綜群言，吸攝精華，傾吐糟粕，勒爲一書，以質好學深思之士。而才誠譾陋，不敢自信，欲俟資力稍充，邀孟英共事揚榷，成斯盛舉。浮沉數載，而所志迄莫能償。既而軍事興，粵西賊起，攻長沙，屠武昌，陷安慶，遂踞金陵江西，左皖右楚，以大江爲門戶，大憲議保甲，議團練，以固疆圉。時余自宜黄改任臨川，雖地居腹裏，而民氣素浮，訛言繁興，張皇既虞生事優柔。又恐養奸昕夕，鹿鹿簿書間，而此事遂不暇計及。未幾，先君子在籍棄養，奔喪歸里，干戈載途，道路梗濇，乃取道長沙，泛洞庭，涉江漢，當武昌之南，溯流而西至樊城。棄舟登車，攬許昌之遺跡，登大梁之故墟，慨然發懷古之思。及渡河則桑梓在望，故里非遥，將涉滹沱，猝與賊遇遽折而工，旅寓於豐寧之間。盡紆回六千里，馳驅五閱月。而迄亦得歸也。甲寅秋，烽煙稍靖，始得展祖宗之丘墓，安先君子於窀穸。十年遊子，重返敝廬，閭裏故人，半歸零落，追念疇昔，喟然興嘆。居數月，復以公事牽率，負舟南下。因得謁孟英於武林，握手言歡，歷敘契闊。而孟英業益精，學益邃，涵養深醇，粹然見於面目。余以行迫，未得深談，惘惘而別。已而孟英來答拜。舆夫負巨簏置舟中，則孟英所贈書也。舟行正苦岑寂，得此奇編，如親良友，遂次第讀之。中得一編題曰《潛齋叢書》，急閱之。盡孟英數年所搜輯言醫之書也。或表著前微，或獨抒心得，或採摭奇方如《肘後》，或區別品彙如《圓經》，匡坐篷窗間，回環雒誦，奇情妙緒，層見疊出，滿紙霍光，與嚴陵山色，競秀爭奇。噫！技至此乎。夫士君子能成不朽之盛業，而爲斯民所託命者，其精神必強固，其志慮必專一，其學問必博洽，其蘊蓄必深厚。而天又必假以寬閒之歲月，以成其志。孟英懷才抱奇，隱居不仕，而肆力於醫，故所造如此，豈偶然哉！余行抵玉山，遇賊不能前，仍返武林，就孟英居焉。晨夕過從，相得甚歡，因並讀其《溫熱經緯》。經緯者，蓋以軒岐仲景爲經，葉、薛諸家爲緯，體例一仍《霍亂論》之舊。而理益粹，論益詳，其言則前人之言也，而其意則非前人所及也。余於此事，懷之數年，莫能措手，孟英已奮筆而成此書。洋洋灑灑，數十萬言，無一枝字蔓語羼雜其間。是何才之奇而識之精耶。異日由此例而推之，各難證力癖榛蕪，獨開異境，爲斯道集大成，洵千秋快事哉！余於孟英之學，無能望其項背，而孟英謬引爲知己，殆所謂形骸之外，別有神契者耶。因備述顛末於簡端，以交誼之雅云。

咸豐五年歲次乙卯端陽前三日定州楊照藜敘

自序

《內經》云：天有四時五行，以生長收藏，以生寒、暑、燥、濕、風。夫此五氣，原以化生萬物，而人或感之爲病者，非天氣有偶偏，即人氣有未和也。《難經》云：傷寒有五，有中風，有傷寒，有濕溫，有熱病，有溫病。此五氣感人，古人皆謂之傷寒，故仲聖著論亦以傷寒統之。而條分中風、傷寒、溫病、濕、暍五者之證治，與《內經》、《難經》淵源一轍。法雖未盡，名已備焉。《陰符經》云：天有五賊，見之者昌。後賢不見，遂至議論愈多，至理愈晦。或以傷寒爲溫熱，或以溫熱爲傷寒。或併疫於風溫，或併風溫於疫。或不知有伏氣爲病，或不知有外感之溫，甚至並暑暍二字而不識，良可慨已。我曾王父隨筆中，首爲剖論。兹雄不揣愚昧，以軒岐、仲景之文爲經，葉、薛諸家之辯爲緯，纂爲《溫熱經緯》五卷。其中註釋，擇昔賢之善者而從之。間附管窺，必加雄案二字以別之。俾讀者先將溫、暑、濕、熱諸病名，瞭然於胸中，然後博覽群書，庶不爲其所眩惑，而知所取捨矣。非敢妄逞意見，欲蓋前賢，用質通方，勿嗤荒陋。

咸豐二年壬子春二月海寧王士雄書於潛齋

卷一

《内經》伏氣溫熱篇

《素問生氣通天論》曰：冬傷於寒，春必溫病。

張仲景曰：冬時嚴寒，萬類深藏。君子固密，則不傷於寒。

雄按：傷而即病者爲傷寒，不即病者爲溫熱。

章虛谷曰：冬寒伏於少陰，鬱而化熱，乘春陽上升而外發者，爲實證。

《金匱真言論》曰：夫精者，身之本也，故藏於精者，春不病溫。

王啟元曰：精氣伏藏，則陽不妄升，故春無溫病。

尤拙吾曰：冬傷於寒者，春月溫病之由。而冬不藏精者，又冬時受寒之源也。

吳鞠通曰：不藏精非專主房勞說，一切人事之能動搖其精者皆是。即冬時天氣應寒，而陽不潛藏，如春日之發泄，甚至桃李反花之類亦是也。

章虛谷曰：《經》論溫病，有内伏而發外者，有外感隨時而成者。其由内伏發外者，又有虛實二證。上條爲實證，此條爲虛證也。

《熱論篇》曰：凡病傷寒而成溫者，先夏至日者爲病溫，後夏至日者爲病暑，暑當與汗出，勿止。

王啟元曰：此以熱之微甚爲義也。陽熱未盛故曰溫，陽熱大盛故曰暑。

楊上善曰：冬傷於寒，輕者夏至以前發爲溫病，重者夏至以後發爲暑病。

林觀子曰：少陰真氣既虧，邪必深入，鬱久化熱，自内而出。《傷寒序例》云：暑病者熱極重於溫，是暑病者其實熱病也。

沈堯封曰：傷寒有五，熱病乃其一耳，余論俱散失矣。

章虛谷曰：此言凡病傷寒，則不獨指冬時之寒也。蓋寒邪化熱，隨時皆有也。

雄按：《脈要精微論》曰：彼春之暖，爲夏之暑。夫暖即溫也，熱之漸也。然夏未至則不熱，故病發猶曰溫。其首先犯肺者，乃外感溫邪。若夏至後則漸熱，故病發名曰暑。蓋六月節曰小暑，六月中曰大暑，與冬至後之小寒、大寒相對待，是病暑即病熱也。乃仲聖以夏月外感熱病名曰暍者，别於伏氣之熱病而言也。《說文》云：暍，傷暑也。《漢書·武帝紀》云：夏大旱，民多暍死。故暑也、熱也、暍也，皆夏令一氣之名也。後人不察，妄騰口說。甚至講太極，推先天，非不辯也。其實與病情無涉，而於醫理反混淆也。

淦按：此言其常也。然春時亦有熱病，夏日亦有溫病。溫，熱之輕者也；熱，溫之重者也。故古人往往互稱。

《刺熱篇》曰：肝熱病者，小便先黃，腹痛多臥，身熱，熱爭則狂言及驚，脇滿痛，手足躁不得安臥。庚辛甚，甲乙大汗，氣逆則庚辛死。刺足厥陰少陽。其逆則頭痛員員，脈引衝頭也。

吳鞠通曰：肝病小便先黃者，肝脈絡陰器，又肝主疏泄，肝病則失其疏泄之職，故小便先黃也。腹痛多臥，木病克脾土也。熱爭，邪熱盛而與正氣相爭也。狂言及驚，手厥陰心包病也。兩厥陰同氣，熱爭則手厥陰亦病也。脇滿痛，肝脈行身之兩旁，脇，其要路也。手足躁不得安臥，肝主風，風淫四末，又木病克土，脾主四肢，木病熱必吸少陰腎中真陰，陰傷，故騷擾不得安臥也。庚辛金日，克木故甚。甲乙肝木旺時，故汗出而愈。氣逆，謂病重而不順其可愈之理，故逢其不勝之日而死也。厥陰少陽並刺者，病在臟兼瀉其腑也。逆則頭痛以下，肝主升，病極而上升之故。

自庚日甚以下之理，余臟倣此。

心熱病者，先不樂，數日乃熱。熱爭則卒心痛，煩悶善嘔，頭痛面赤無汗；壬癸甚，丙丁大汗，氣逆，則壬癸死。刺手少陰太陽。

吴鞠通曰：心病先不樂者，心包名膻中，居心下，代君用事。《經》謂膻中爲臣使之官，喜樂出焉，心病故不樂也。卒心痛，凡實痛皆邪正相爭，熱爭故卒然心痛也；煩悶，心主火故煩，膻中氣不舒故悶；嘔，肝病也，木火同氣，熱甚而肝病亦見也；且邪居膈上，多善嘔也；頭痛，火升也；面赤，火色也；無汗，汗爲心液，熱閉液乾，汗不得通也。

章虛谷曰：人身生陽之氣，根於腎臟，始發於肝木，木生火，火生土，土生金，金生水，水又生木，如是生生不息，則安和無患也。邪伏血氣之中，必隨生陽之氣而動，動甚則病發。然其發也，隨氣所注而無定處，故《難經》言：溫病之脈行在諸經，不知何經之動也。如仲景所論，或發於陰經，或發於陽經，正合《難經》之言也。今《內經》按生氣之序，首列肝，次以心脾肺腎，以明邪隨生氣而動，其於不定之中，自有一定之理。足以印證《難經》、仲景之言，而軒岐、越人、仲景之一脈承，更可見矣。

脾熱病者，先頭重，頰痛，煩心，顏青，欲嘔，身熱。熱爭則腰痛不可用俯仰，腹滿泄而頷痛，甲乙甚，戊己大汗。氣逆，則甲乙死。刺足太陰、陽明。

吴鞠通曰：脾病頭先重者，脾屬濕，土性重。《經》謂濕之中人也，首如裹，故脾病頭先重也。頰少陽部也。土之與木，此負則彼勝，土病而木病亦見也。煩心，脾脈注心也。顏青欲嘔，亦木病也。腰痛不可用俯仰，脾病則胃不能獨治，陽明主約束而利機關，故痛而至於不可俯仰也。腹滿泄脾經本病。頷痛亦木病也。

肺熱病者，先淅然厥起毫毛，惡風寒，舌上黄，身熱。熱爭則喘咳，痛走胸膺背，不得太息，頭痛不堪，汗出而寒，丙丁甚，庚辛大汗。氣逆，則丙丁死。刺手太陰陽明，出血如大豆，立已。

吴鞠通曰：肺病先惡風寒者，肺主氣，又主皮毛，肺病則氣膹鬱，不得捍衛皮毛也。舌上黄者，肺氣不化，則濕熱聚而爲黄苔也。章虚谷曰：若外邪初感，而非内熱，其苔必白。喘，氣鬱極也。咳，火克金也。胸膺，背之腑也，皆天氣之主之。肺主天氣，肺氣鬱極，故痛也。走者，不定之詞。不得太息，熱閉肺臟也。頭痛不堪，亦天氣膹鬱，熱不得泄，直上衝腦也。鬱熱而腠開汗出，其熱暫泄則寒也。畧參章氏。

腎熱病者，先腰痛胻痠，若渴數飲，身熱。熱爭則項痛而強，胻寒且痠，足下熱，不欲言，其逆則項痛員員澹澹然。戊已甚，壬癸大汗，氣逆，則戊已死。刺足少陰太陽。

吳鞠通曰：腎病腰先痛者，腰爲腎之腑，又腎脈貫脊會於督之長強穴，胻，腎脈入跟中以上腨內，太陽之脈，亦下貫腨內，腨即胻也。痠，熱鑠液也。苦渴數飲，腎主五液而惡燥，病熱則液傷而燥，故苦渴而飲水求救也。項，太陽之脈，從巔入絡腦，還出別下項，腎病至於熱爭，臟病甚而移之腑，故項痛而強也。胻寒，熱極爲寒也。足下熱，腎脈從小指之下，邪趨足心湧泉穴，病甚而熱也。不欲言，有無可奈何之苦也。邪氣上逆，則項更痛。員員澹澹，一身不能自主，難以形狀之病也。署參章氏。

肝熱病者，左頰先赤。心熱病者，顏先赤。脾熱病者，鼻先赤。肺熱病

者，右頰先赤。腎熱病者，頤先赤。病雖未發，見赤色者刺之，名曰治未病。

章虛谷曰：此更詳五臟熱邪未發，而必先見於色之可辯也。左頰、顔、鼻、右頰、頤，是肝、心、脾、肺、腎臟之氣，應於面之部位也。病雖未發，其色先見。可見邪本伏於氣血之中，隨氣血流行而不覺，更可印證。《難經》所云：溫病之脈，行在諸經，不知何經之動也。故其發也，必隨生氣而動，而先見色於面。良工望而知其邪動之處，乘其始動，即刺而泄之，使邪熱殺而病自輕。即《難經》所云：隨其經之所在而取之者，是爲上工治未病也。用藥之法，亦可類推矣。

治諸熱病，以飲之寒水，乃刺之。必寒衣之，居此寒處，身寒而止。

章虛谷曰：以其久伏之邪，熱從内發，故治之必先飲寒水，從裏逐熱，然後刺之。從外而泄，再衣以寒，居處以寒，身寒熱除而後止。

雄按：今人不讀《內經》，雖溫熱暑疫諸病，一概治同傷寒。禁其涼飲，厚其衣被，閉其戶牖，因而致殆者，我見實多。然飲冷亦須有節，過度則有停飲、腫滿、嘔利等患，更有愈後手指足縫出水，速投米仁三兩、茯苓三兩、白朮一兩、車前五錢、桂心一錢，名驅濕保脫湯。連服十劑，可免腳趾脫落，此即諺所謂脫腳傷寒也，亦不可不知。若飲冷雖多，而汗出亦多，必無後患。

太陽之脈，色榮顴骨，熱病也。榮未交，曰今且得汗，待時而已。與厥陰脈爭見者，死期不過三日，其熱病內連腎。

章虛谷曰：此明外感與伏邪互病之證也。與熱論篇之兩感，同中有異。彼則內外同時受邪，內外俱病，故不免於死。此則外感先發，伏邪後發者可生。若同發則死期不過三日也。云太陽之脈者，邪受太陽經脈，即一日巨陽受之，頭項痛，腰脊強者是也。色榮顴骨者，鮮榮色赤，見於顴骨也。蓋顴者骨之本，骨者腎所主，腎臟伏熱之邪已動，循榮血見色於顴也。榮未交，今且得汗，待時而已者，言太陽經脈外受之邪，與榮血中伏熱之邪，尚未相交。今且使其得汗，先解外邪，所謂未滿三日可汗之是也。其内伏之邪後發，待臟氣旺時可已，如腎熱病待壬癸日得大汗而已也。又如所云見赤色者刺之，名治未病亦可也。倘與厥陰經脈病證爭見，則腎肝皆有邪熱内發，其勢必與太陽外邪連合而不可解，故比之兩感，死期更速，不過三日也。蓋兩感病起於經，必待胃氣盡，六日方死。此則其熱病内連腎臟，本元即絕，故死速也。

少陽之脈，色榮頰前，熱病也。榮未交，曰今且得汗，待時而已。與少陰脈爭見者，死期不過三日。

章虚谷曰：上言肝熱病者左頰先赤，肝爲厥陰，膽爲少陽，相表裏者也。

外邪受於少陽經脈，而肝臟伏熱之色，榮於頰前，若外內之邪尚未相交，今且使其得汗以解外，其內發之熱，可待臟氣旺時而已。若與少陰經脈病證爭見，則肝連腎熱，而內外邪勢，必交合難解，死期不過三日也。大抵外內之邪，發有先後而不交合，尚可解救，故要緊在榮未交一句，下文病名陰陽交，亦即榮已交之義也。經文衹舉太陽少陽兩證，不及陽明太陰合病者，余竊度之，以陽明之腑，可用攻瀉之法，不至必死。非同太陽少陽厥陰，其邪連合而無出路，則必死也。

《評熱病篇》帝曰：有病溫者，汗出輒復熱，而脈躁疾，不爲汗衰，狂言不能食，病名爲何？岐伯曰：名陰陽交，交者死也。

葉香巖曰：交者陰液外泄，陽邪內陷也。

尤拙吾曰：交非交通之謂，乃錯亂之謂也。陰陽錯亂而不可復理，攻其陰則陽捍之不得入，攻其陽則陰持之不得通，故曰交者死也。郭氏謂即是兩感病，然兩感是陰陽齊病，而非陰陽交病也。

章虛谷曰：陰陽之氣本來相交而相生者。今因邪熱彌漫，外感陽分之邪，與内發陰分之邪交合爲一，而本元正氣絕矣，故病名陰陽交。交者死，非陰陽正氣之相交也。下文明其所以然之理。

人之所以汗出者，皆生於穀，穀生於精。今邪氣交爭於骨肉而得汗者，是邪卻而精勝也。精勝則當能食而不復熱，復熱者邪氣也。汗出者，精氣也。今汗出而輒復熱，是邪勝也。不能食者，精無俾也。病而留者，其壽可立而傾也。且夫《熱論》曰：汗出而脈尚躁盛者死。今脈不與汗相應，此不勝其病也，其死明矣。狂言者是失志，失志者死。今見三死不見一生，雖愈必死也。

章虛谷曰：汗生於穀，穀生於精者，謂由本元精氣，化水穀以生津液，發而爲汗，邪隨汗泄，則邪卻而精勝也。精氣勝則當能食以化水穀，其邪已泄則不復熱矣。乃復熱者，邪氣未去也。其所出之汗，精氣徒泄也。故汗出而輒復熱，是精卻而邪勝也。所以不能食，精無俾也。俾者倚藉之謂，其病雖留連，其壽可立待而傾也。古論云：汗出而脈躁盛者死。正謂其精卻而邪不去也。若邪去而精氣存，脈必靜矣。今脈與汗不相應，則精氣不勝邪氣也，其死明矣。且狂言是失志，失志者死，一也。汗出復熱，精卻邪勝，二也；汗與脈不相應，三也；今見三死證，不見一生證，雖似愈必死也。

雄按：溫證誤作傷寒治，而妄發其汗，多有此候。

汪按：此條爲溫證不可妄表之訓。夢隱一語，可謂要言不煩。蓋溫病誤表，縱不成死候，亦必不易愈矣。麻黄、桂枝，人猶膽餒。最誤人者，陶節庵之柴葛解肌湯也。

《陽明脈解篇》曰：足陽明之脈病，惡人與火，聞木者則惕然而驚，鐘鼓不爲動，聞木音而驚何也？岐伯曰：陽明者胃脈也，胃者土也。故聞木音而驚者，土惡木也，帝曰：其惡火何也？岐伯曰：陽明主肉，其脈血氣盛，邪客之則熱，熱甚則惡火。帝曰：其惡人何也？岐伯曰：陽明厥則喘而惋，惋則惡人。

章虛谷曰：土被邪困，更畏木克，故聞木音而驚也。鐘鼓之音屬金，土故不爲動也。熱甚故惡火，仲景所云不惡寒反惡熱也。邪結而氣厥逆，則喘而惋，惋者懊憹，故惡人也。

帝曰：或喘而死者，或喘而生者，何也？岐伯曰：厥逆連臟則死，連經則生。

章虛谷曰：邪結在腑，則氣阻而喘，不能循經達於四肢；而又厥逆，蓋四肢稟氣於脾胃也。邪內入則連臟故死，外出則連經故生。

帝曰：病甚則棄衣而走，登高而歌，或至不食數日，踰垣上屋，所上之處，皆非其素所能也，病反能者，何也？岐伯曰：四肢者諸陽之本也。陽盛則四肢實，實則能登高也。帝曰：其棄衣而走者，何也？岐伯曰：熱盛於身，故棄衣欲走也。帝曰：其妄言罵詈，不避親疏而歌者，何也？岐伯曰：陽盛則使人妄言罵詈，不避親疏而不欲食，不欲食，故妄走也。

章虛谷曰：四肢稟氣於脾胃，胃爲臟腑之海，而陽明行氣於三陽，故四肢爲諸陽之本也。邪盛於胃，氣實於四肢，則能登高也。熱盛於身，故棄衣欲走。邪亂神明，怒氣衝動，故人妄言罵詈。胃中邪實，不欲飲食，四肢多力，則妄走也，是大承氣湯之證。其邪連經，脈必滑大，下之可生。其邪連臟，脈必沉細，仲景云：陽病見陰脈者死。則雖有下證，不可用下法矣。

雄按：溫證誤投熱藥補劑，亦有此候，經證亦有可用白虎湯者。沉細之脈，亦有因熱邪閉塞使然。形證實者，下之可生，未可概以陰脈見而斷其必死。凡熱邪壅遏，脈多細軟遲澀，按證清解。自形滑數，不比內傷病服涼藥而脈加數者，爲虛也。

汪按：大承氣證，仲聖謂脈弦者生，澀者死。洄溪則云：弦則尚有可生之機，未必盡生，澀則斷無不死者也。余所見滑大者，固下之不必顧忌，亦有弦而兼澀，下之而愈者。若大汗淋漓者，可用白虎也。

《生氣通天論》曰：因於暑，汗，煩則喘喝，靜則多言。

吳鞠通曰：暑爲火邪，與心同氣，心受邪迫，汗出而煩。煩從火從頁，謂心氣不安，而面若火鑠也。喘喝者，火克金故喘。遏鬱胸中清廓之氣，故欲喝而伸之。其或邪不外張，而內藏於心則靜。心主言，暑邪在心，雖靜亦欲自言不休也。署參拙意。

《刺志論》曰：氣盛身寒，得之傷寒；氣虛身熱，得之傷暑。

林觀子曰：雖云身寒，實指身發熱言也，要以意得之。

雄按：雖發熱而仍惡寒，不似傷暑之惡熱，故曰身寒。

吳鞠通曰：此傷寒暑之辨也。《經》語分明如此，奈何世人悉以治寒法治溫暑哉！

雄按：不但寒傷形，暑傷氣，截然分明。而寒爲陰邪，雖有紅爐暖閣，羔酒狐裘，而患火病者，不可謂寒是陽邪，寒必兼火也。暑爲陽邪，雖有襲涼飲冷夾雜陰寒之證，亦人事之兼傷，非天氣之本然也。亦如水火之不相射。《經》云：天寒地凍，天暑地熱。又云：陰陽之升降，寒暑彰其兆。理極明顯。奈後賢道在邇而求諸遠，遂不覺其立言之失，而用藥之非也。

淦按：云得之者，推原受病之始，分清證因也。傷寒、傷暑爲《內經》兩大綱，是從對待說。若春傷於風，夏生飧泄云云，則從四序說。喻氏於

《內經》中又補傷燥，可見諸氣感人，皆能爲病。先聖後賢論極昭析，何今人治感不論何證，但以傷寒藥治之，而不知有溫暑燥濕之病，陋矣。

《熱論篇》帝曰：熱病已愈，時有所遺者何也？岐伯曰：諸病遺者，熱甚而强食之，故有所遺也。若此者皆病已衰，而熱有所藏，因其穀氣相薄，兩熱相合，故有所遺也。帝曰：治遺奈何？岐伯曰：視其虚實，調其逆從，可使必已矣。帝曰：病熱當何禁之？岐伯曰：病熱少愈，食肉則復，多食則遺。此其禁也。

葉香巖曰：因食復、勞復、女勞復而發汗，必致亡陽而死。

章虚谷曰：此言病初愈，餘熱留藏於經絡血氣中而未淨，因食助氣，則兩熱相合而復熾。故食肉病必復發，多食穀則邪遺留，必淹纏難愈。故當戒口，清淡稀粥漸爲調養也。

《論疾診尺篇》曰：尺膚熱甚脈盛躁者，病溫也。其脈盛而滑者，病且出也。

吳鞠通曰：《經》之辨溫病，分明如是。何世人悉謂傷寒，而悉以傷寒足三陰經溫法治之哉！張會卿作《類經》，割裂經文，蒙混成章，由未細心紬繹也。尺膚熱甚，火鑠精也。脈盛躁，精被火煎沸也。脈盛而滑，邪機向外也。

此節以下，診溫病之法。

《平人氣象論》曰：人一呼脈三動，一吸脈三動而躁，尺熱，曰病溫。尺不熱脈滑，曰病風。脈濇曰痺。

吳鞠通曰：呼吸俱三動，是六七至脈矣。而氣象又急躁，若尺部肌膚熱則爲病溫。蓋溫病必傷金水二臟之津液，尺之脈屬腎，尺之穴屬肺也。此處肌肉熱，故知爲病溫。其不熱而脈兼滑者，則爲病風。風之傷人也，陽先受之，尺爲陰，故不熱也。如脈動躁而兼濇，是氣有餘而血不足，病則爲痺矣。

《玉版論要》曰：病溫虛甚死。

吳鞠通曰：病溫之人，精血虛甚，則無陰以勝溫熱，故死。

《熱病篇》曰：熱病三日而氣口靜，人迎躁者，取之諸陽，五十九刺，以瀉其熱，而出其汗，實其陰以補其不足者。

吳鞠通曰：人迎躁，邪在上焦，故取之諸陽，以泄其陽邪，陽氣通則汗隨之，實其陰以補其不足者。陽盛則陰衰，瀉陽則陰得安其位，故曰實其陰。瀉陽之有餘，即所以補陰之不足，故曰補其不足也。

雄按：用藥之道亦如此。

又曰：實其陰以補其不足，此一句實治溫熱之吃緊大綱。蓋熱病未有不耗陰者，其耗之未盡則生，盡則陽無留戀，必脱而死也。真能體味斯言，思過半矣。

雄按：耗之未盡者尚有一線之生機可望，若耗盡而陰竭，如旱苗之根已枯矣，沛然下雨亦曷濟耶！

汪按：葉氏必以保津液爲要，細考經文此條，可知其理。奈何恣用升提溫燥，重傷其津耶！

身熱甚，陰陽皆靜者，勿刺也。其可刺者急取之，不汗出則泄。所謂勿刺者，有死徵也。

吴鞠通曰：陽證陰脈，故曰勿刺。

熱病七日、八日，動喘而弦者，急刺之。汗且自出，淺刺手大指間。

吴鞠通曰：喘爲肺氣實，弦爲風火鼓蕩，故淺刺手大指間，以泄肺熱。

肺之熱痺開則汗出，大指間肺之少商穴也。

熱病七日、八日，脈微小，病者溲血，口中乾，一日半而死。脈代者一日死。

吴鞠通曰：邪氣深入下焦，逼血從小便出，故溲血。腎精告竭，陰液不得上潮，故口中乾。脈至微小，不惟陰精竭，陽氣亦從而竭矣，死象自明。倘脈實者可治。

熱病已得汗出，而脈尚躁，喘且復熱，勿刺膚。喘甚者死。

吴鞠通曰：熱不爲汗衰，金受火克。喘而化源欲絕，故死。然間有可治者。

熱病不知所痛，耳聾不能自收，口乾，陽熱甚，陰頗有寒者，熱在骨髓，死不可治。

吴鞠通曰：不知所痛，正衰不與邪爭也。耳聾，陰傷精欲脱也。不能自收，正氣憊也。口乾熱甚，陽邪獨盛也。陰頗有寒，熱邪深入陰分，外雖似寒，而熱在骨髓也。故曰死不治。其有陰精未至涸竭者，間可僥幸得生。畧参拙意。

熱病已得汗，而脈尚躁盛，此陰脈之極也，死。其得汗而脈静者，生。

吴鞠通曰：汗後脈躁，陰虚之極，故曰死。然雖不可刺，能以甘涼藥沃之得法，亦有得生者。

熱病者脈尚躁盛，而不得汗者，此陽脈之極也，死。脈盛躁得汗静者，生。

吴鞠通曰：脈躁無汗，陽盛之極，陽盛而至於極，陰無容留之地，故亦曰死。雖然較前陰陽俱静有差，此證猶可大劑急急救陰，亦有活者。即已得汗而陽脈躁甚，邪强正弱，正尚能與邪爭，若留得一分津液，便有一分生理，貴在留之得法耳。至陰陽俱靜，邪氣深入下焦陰分，正無捍邪之意，直聽邪之所爲，不死何待！

熱病不可刺者有九：一曰：汗不出，大顴發赤，噦者死。楊按：陰虛勞損，兩顴必赤，可與此比類而觀。

雄按：汗不出，大顴赤，似屬陽盛。噦者呃忒也，肺胃之氣不降，楊按：此是實證，必顏赤，不僅兩顴赤，則呃呃而上逆也。治以輕清肅化之劑，病似可瘳。何以經文即斷爲不可刺之死候？殆謂熱邪方熾，而腎陽欲匱，陽已無根，病深聲噦之證歟！楊按：大顴屬腎，發赤是伏藏之陽上脱也，加以噦，則證與色合，頃刻而脱，故不治。則其噦必自下焦而升，病由冬不藏精所致。更察其脈，亦必與上焦陽盛之病有別也。

二曰：泄而腹滿甚者死。

雄按：腹滿者當泄之，既泄而滿甚，是邪尚踞而陰下脱，猶之乎熱不爲汗衰也，故死。又陳遠公云：喘滿直視，讝語不利，一齊同見者不治。若有一證未見者，或可望生，宜用人參、麥冬、白芍各一兩，石膏五錢、竹茹三錢，名挽脫湯。欲脫未脫時亟服之，庶幾可挽。

三曰：目不明、熱不已者死。

吳鞠通曰：目不明精散而氣脫也。《經》曰：精散視歧。又曰：氣脫者目不明。熱猶未已，仍鑠其精而傷其氣，不死得乎。

汪按：此目不明，乃《難經》所謂脫陰者目盲也。陰竭而熱猶不已，安得不死。

四曰：老人嬰兒熱而腹滿者死。

雄按：腹滿者宜泄之。老人嬰兒不任大泄，既不任泄，熱無出路，老弱陰液不充之體，涸可立待，故曰死。

五曰：汗不出，嘔，下血者死。

雄按：汗不出熱内逼，上乾清道以爲嘔，迫鑠於營而下血，陰液兩奪，是爲死徵。

六曰：舌爛，熱不已者死。

吳鞠通曰：陽邪深入，則一陰一陽之火結於血分，腎水不得上濟，故舌本爛。熱退猶可生，熱仍不止，故曰死也。

汪按：此舌爛乃由腎中虛陽，故斷爲死候。與肺胃熱熾，大熱口舌糜腐者大異。

七曰：咳而衄，汗不出，出不至足者死。

吳鞠通曰：咳而衄，邪閉肺絡，上行清道，汗出邪泄可生，不然則化源絶矣。

雄按：汗出不至足者，肺氣不能下及，亦是化源欲絕之徵也。

八曰：髓熱者死。

九曰：熱而痙者死，腰折瘛瘲，齒噤齘也。

吳鞠通曰：髓熱者邪入至深，至於腎部也。熱而痙，邪入至深，至於肝部也。

此節歷敘熱病之死徵，以禁人之刺，爲刺則必死也。然刺固不可，亦有可藥而愈者。蓋刺法能泄能通，開熱邪之閉結最速，至於益陰以存津，實刺法之所短，而湯藥之所長也。楊云：二語乃治溫要領。

汪按：統觀死候九條，大抵由於陰竭者爲多，吳氏語破的。

卷二

仲景伏氣溫病篇

《傷寒論》師曰：伏氣之病，以意候之。今月之内，欲有伏氣。假令舊有伏氣，當須脈之。若脈微弱者，當喉中痛似傷，非喉痹也。病人云：實咽中痛，雖爾，今復欲下利。

張路玉曰：冬月感寒，伏藏於經，至春當發，故曰以意候之。今月之内，言春分候也。若脈微弱者，其人真元素虧，必不發於陽而發於陰，以少陰之脈循喉嚨，伏邪始發，熱必上升，故必喉中痛似傷。腎司開闔，經之熱邪不能外發，勢必内攻，其後下利也。

章虛谷曰：此條仲景教人辨冬伏寒邪春發之溫病，當以心意測候之也。如今月之內，欲有發伏氣之病者，必無其氣而有其病。病與時氣不合，即知其病因舊有伏氣而發。假令舊有伏氣者，須審其脈，知其邪從何處而出也。若脈微弱，知其邪雖化熱，未離少陰，循經脈而上爍，當喉中痛似傷者，卻非外邪入內之喉痺，是內熱欲出之喉痛也。何也？若春時外感風邪，脈浮而弦數，先見發熱惡寒之外證。今脈微弱，則非外感而反喉痛，則確知爲內發之伏熱，是無其氣而有其病也。伏熱上行，不得外散，勢必又從下走，故曰實咽中痛，雖爾，今復欲下利也。然亦有兼外感者，即審其脈證，皆可照此辨之也。觀仲景標中風、傷寒、暑、熱等病之脈，與《難經》同，惟《難經》言溫病之脈，行在諸經，不知何經之動也，各隨其經所在而取之。是言溫病初由伏邪，隨氣血流行在諸經中，及其邪之發也，不知從何經而動，既發之後，各隨其邪所在之經而治之，其發無定處，故無一定之脈象可示也。今仲景又教人審脈以辨邪發之經，如脈微弱，即知其邪未離少陰，必當有咽痛下利等證，正與《難經》互相發明者也。故如下文云邪出三陽，熱勢大盛，其脈浮大上關上，則是脈隨證變，證隨脈見，其發也，既無定處，則無定證，既無定證，則無定脈，故《難經》不標脈象也。由是觀之，其與外感之邪，而有定證定脈者迥不同矣。故仲景與《難經》無異也。

少陰病，脈微細，但欲寐也。二、三日咽痛者，可與甘草湯（一）**；不差者，與桔梗湯**（二）。

張路玉曰：陰邪爲病，其發必暴。所以伏氣發於少陰，必咽痛，仲景遂以緩法治之。甘草味甘，其性最緩，因取以治少陰伏氣發溫之最急者。蓋甘先入脾，脾緩則陰火之勢亦緩，且生用力能瀉火，故不兼別味，獨用以取專功也。設不瘥，必是伏邪所發勢盛，緩不足以濟急，更加桔梗升載其邪，使發於陽分之陰邪盡從陽分而散，不致仍復下陷入於陰分也。倘治稍失宜，陰津爲熱邪所耗，即用袪熱救陰之藥，恐無及也。

葉香巖曰：春夏溫熱之病，必自内而及外。汪按：此專指伏氣之病。

尤拙吾曰：少陰爲陰，寒邪亦爲陽，以陰遇陰，故得藏而不發。是以傷寒之邪，自太陽遞入三陰。溫病之邪，自少陰傳三陽。

章虚谷曰：風寒外閉少陰而咽痛者，仲景用半夏散辛溫開泄之法矣。此少陰伏熱内發，循經上爍而咽痛，雖不合用辛溫開泄，亦不可用涼藥以遏其外出之熱，故用甘草甘平和中，導邪外達。如不瘥，更加桔梗上通其氣，楊云：據此則桔梗分兩宜輕。蓋火鬱不得外出故痛，通其氣使火外達，則痛自止矣。傷寒之邪，自表入裏，故先太陽而後至少陰。溫病之邪，自裏出表，故先少陰而後出太陽。歷來不辨源流，故各條次序亦紊，而傷寒溫病，攙混不清也。

淦按：伏氣爲病，皆自內而之外，不祇春溫一病。蓋四時之氣，皆有伏久而發者，不可不知也。

少陰病下利咽痛，胸滿心煩者，豬膚湯（三）主之。

張路玉曰：下利咽痛，胸滿心煩，少陰之伏邪雖發陰經，實爲熱證。邪熱充斥，上下中間無所不到，寒下之藥，不可用矣。又立豬膚湯以潤少陰之燥，與用黑驢皮之意頗同。陽微者用附子溫經，陰竭者用豬膚潤燥，同具散邪之意。比而觀之，思過半矣。

少陰病得之二、三日以上，心中煩不得臥，黃連阿膠湯（四）主之。

周禹載曰：伏邪未發，津液先已暗耗，今得之二、三日以上，雖陰火不升，未見咽痛等證，而心煩不得臥，已知陰液消耗，故以芩連祛熱，膠芍滋陰，兩得之矣。

少陰病下利，六、七日，咳而嘔渴，心煩不得眠者，豬苓湯（五）主之。

楊云：此當兼有停飲，故方治如此。

章虛谷曰：此不咽痛，其邪由肺直走腸胃而下利，六、七日不止，因而熱從下陷，不得外透，故逆於肺則咳而嘔，乘心則煩渴不得眠，以心肺皆通少陰之脈故也。主以豬苓湯，利小便而滋陰，滋其陰則熱隨利去，利其小便則瀉止，而煩渴亦解矣。

少陰病得之二、三日，口燥咽乾者，急下之，宜大承氣湯（六）。

張路玉曰：伏氣之發於少陰，其勢最急，與傷寒之傳經熱證不同。得病才二、三日，即口燥咽乾，延至五、六日始下，必枯槁難爲矣，故宜急下以救腎水之燔爍也。

按少陰急下三證，一屬傳經熱邪亢極，一屬熱邪轉入胃腑，一屬溫熱發自少陰，皆刻不容緩之證。故當急救欲絕之腎水，與陽明急下三法，同源異派。

章虛谷曰：上五條皆邪不離少陰，其病之輕重變化，證之虛實，不同有如此者。況又傳於他經，而其變證殆無窮盡。觀仲景隨證設方，辨別施治，其義理精微，有難言喻矣。

太陽病，發熱而渴，不惡寒者，爲溫病。

郭白雲曰：冬傷於寒，至春發爲溫病。冬不傷寒，而春自感風溫之氣而病者，亦謂之溫。

雄按：自感溫病，仲聖未論。詳於葉氏，列第三卷。

王安道曰：溫病如此，則知熱病亦如此。是則不渴而惡寒者，非溫熱病矣。溫熱病而有惡風惡寒之證者，重有風寒新中也。

周禹載曰：溫病由伏邪自内發出，一達於外，表裹俱熱，熱勢既壯，鬱邪耗液，故發而即渴。其表本無邪鬱，内方喜寒，故不惡寒。延至三、五日間，或腹滿，或下利者，即此證也，與傷寒之先表後裹者大異，然猶係太陽，以未顯他經之證，明自少陰發出爲表裹也。

葉香巖曰：發熱而渴者，溫病。熱邪自内達外，若誤汗之，禍不可言。

沈堯封曰：此條雖不言脈，以後條參之，其尺部必浮也。

章虛谷曰：溫病之發而無定處，少陰之表爲太陽，熱邪從裹出表，即有發熱頭痛之太陽病也。不惡寒，其非外感之邪可知。渴者，熱從内發之證也。仲景恐人錯認爲太陽傷風寒，故特標是伏熱内發之溫病也。其少陰溫病反不標者，因伏氣條内已申明咽痛下利，爲少陰初發之溫病也。

雄按：汪謝城孝廉云：『吴氏溫病條辨上焦篇，首引《傷寒論》云，太陽病但惡熱不惡寒而渴者，名曰溫病，桂枝湯主之。今檢《傷寒論》，卻未見此數語。使此語真出仲景耶？亦當辨其簡誤。若係吴氏誤記，尤不可不爲之辯正』。余謂非誤記也，因喻氏嘗云仲景治溫證，凡用表藥，皆以桂枝湯，以示微發於不發之意，尤在涇《讀書記》云：此喻氏之臆說，非仲景之舊章。鞠通自謂跳出傷寒圈子，而不覺已入嘉言套中，又不甘爲人下，遂肆改原文，捏爲聖訓，以竊附於宮牆，而不自知其誣聖誤世之罪。亦可慨已。

汪按：鞠通發憤著書，力闢升散溫燥之弊，功已不細，然可議處尚多。夢隱此書，去其瑕而存其瑜，乃鞠通之諍友也。

若發汗已，身爍熱者，名曰風溫。風溫爲病，脈陰陽俱浮，自汗出，身重多眠睡，鼻息必鼾，語言難出。若被下者，小便不利，直視失溲；若被火者，微發黃色，劇則如驚癇，時瘛瘲。若火熏之，一逆尚引日，再逆促命期。

張隱庵曰：名曰溫者，積寒成熱而發也，宜辛涼發散，楊云：此語誤矣。非治此證之法，條內無太陽病三字，是無表邪也，何必辛涼發散。微汗出而解。若誤用辛溫之藥發汗已，身反爍然熱發者，名曰風溫。蓋發汗則陰液外泄，風熱之邪更甚，而身如燒爍也。脈陰陽俱浮者，風熱之邪，自裏出表，故浮也。風熱傷氣，故汗出而身重多眠也。楊云：此證最易出汗，故條中有自汗之文，不必以辛溫誤散而然也。肺氣通於鼻而主皮毛，風熱在表，而睡息必鼾也。夫心主言，肺主聲，肺熱受傷，故語言難出。此因風熱過甚，而陰氣消沮，故爲病如是焉。若被妄下，則愈亡陰液於後，而小便不利於前矣。津液傷則州都之官失守，不能約束而失溲矣。足太陽之脈，入目繫而出項，津液內亡，則目繫不能轉而直視矣。若加以火攻，風火交熾，脾土轉病，身必發黃。火攻之甚劇，則神志散越，如驚如癇，時瘛時瘲矣。是以一逆尚可苟延時日，如再以火熏之，是再逆促命期矣。楊云：註家皆以此條承上文而來，故所註如此。其實上條乃溫病提綱，此條並不與上條連貫也。汪按：楊評極精。然病名風溫而脈浮，參與辛涼，未爲過也。自汗固不必由於誤表，然誤表致成此候者亦有之，後文白虎加入參湯，石膏亦辛苦之味。

沈堯封曰：溫熱二病，古人往往互稱。醫者只須認定脈證，擬何方治，不必拘於名式。《難經》云：熱病之脈，陰陽俱浮。本條云：風溫爲病，脈陰陽俱浮。兩證脈相同也。三陽合病，但欲眠睡，身重難以轉側。本條身重多眠，兩證病相似也。熱病合病，俱主以白虎湯（七）。則此條雖無主治，似可從白虎湯擬法。

章虛谷曰：太陽外感之邪，若發汗已，必熱退身涼矣。今熱邪從少陰而發，既經外發，當清其熱，乃誤發其汗，反傷津氣，助其邪勢，故身更爍熱，因而鉤起其肝風，鼓蕩其溫邪，故名曰風溫。其爲病也，虛陽外浮，熱邪漫溢，故脈陰陽俱浮，津液外泄，自汗不止，氣乏神昏，則身重多眠睡。內風上鼓，而機竅窒塞，故鼻息必鼾，語言難出，其非外受風邪之證可見矣。若被下者，謂未經誤汗，非謂汗後又下也。蓋邪伏少陰，熱爍水枯，咽乾口燥，法當急下，此熱已發出太陽，而少陰空虛，若下之傷陰，則小便不利，而直視失溲，則氣亦脫矣。如被汗下而被火攻者，外火助內熱，熏蒸而發黃，劇則火邪擾心如驚癇，肝風熾盛而瘛瘲，皆敗壞之象也。若衹火熏之，一逆尚可引日苟延。若既汗又下而再逆之，更促其命期也。

雄按：彼冬溫春溫之先犯手太陰者，皆曰風溫，乃吸受之溫風也。此伏邪內發，誤汗致逆者，亦曰風溫，乃內動之虛風也。然風溫在肺，只宜清解。若誤以辛熱之藥汗之，亦有自汗多眠，鼻鼾難語之變。

淦按：鼻鼾是肺腎相關，子母同病。自汗出乃陰不內守，心液外越也。未必盡是少陰一經之證。

服桂枝湯，大汗出後，大煩渴不解，脈洪大者，白虎加人參湯（八）主之。

張路玉曰：此本溫熱病，誤認風傷衛，服桂枝湯也。若風傷衛，服湯後必微汗而解矣。不知此本溫熱，誤服桂枝湯，遂至脈洪大，大汗煩渴不解。若誤用麻黃，必變如上條之危殆。蓋桂枝治自外入之風邪，石膏治自內發之熱邪，故白虎湯爲熱邪中暍之的方，專解內蒸之熱，非治在經之熱也。大汗傷津，故加人參以救液，則煩渴自解矣。

尤拙吾曰：溫邪非發散可愈。即有表證，亦豈辛溫可發。桂枝湯爲傷寒表病而裏和者設，溫證邪從裏發，而表且未病，誤用桂枝適足以助邪而耗液。蓋伏寒化熱，少陰之精，已被劫奪，更用辛熱，是絕其本而資之脫也。若曰少陰本寒標熱，邪入其界，非溫不散，然溫病之發，寒已變熱，其欲出之勢，有不待引之而自出者，其不能出者必皆陰精已涸者也。不然，寧有不出者耶！

雄按：先曾祖云：風寒爲病，可以桂枝湯發汗而愈。若發汗而熱反爍者，乃風溫病。溫即熱之謂也。後人不爲詳玩，謂風溫爲汗後壞病，抑何固耶！夫病本熱也，加以桂枝之辛熱，故液爲熱迫而汗大出，液去則熱愈爍，故大煩渴而脈洪大。連上條似論一證，主以白虎加人參。正《内經》風淫熱淫，治以甘寒之旨也。又《醫林改錯》謂發熱有汗之證，從未見桂枝湯治愈一人，是亦溫病也。

太陽與少陽合病自下利者，與黄芩湯（九）；若嘔者，黄芩加半夏生薑湯（十）主之。

張路玉曰：黄芩湯乃溫病之主方，即桂枝湯以黄芩易桂枝而去生薑也。蓋桂枝主在表風寒，黄芩主在裏風熱，不易之定法也。其生薑辛散，非溫熱所宜，故去之。

溫病始發，即當用黃芩湯去熱爲主。傷寒傳至少陽，熱邪漸次入裏，方可用黃芩佐柴胡解之。此表裏寒熱之次第也。

周禹載曰：明言太少二陽，何不用二經藥？非傷寒也。傷寒由表入裏，此則自內發外，無表何以知太少二陽？或脇滿，或頭痛，或口苦引飲，或不惡寒而即熱，故不得謂之表也。如傷寒合病，皆表病也。今不但無表，且有下利裏證，傷寒協熱利，必自傳經而入，不若此之即利也。溫何以即利？外發未久，內鬱已深，其人中氣本虛，豈能一時盡泄於外，勢必下走作利矣。

雄按：少陽膽木，挾火披猖，嘔是上衝，利由下迫，何必中虛始利，飲聚而嘔乎！半夏、生薑專開飲結，如其熱熾，宜易連、茹。楊云：此註精當，非前註所及。

三陽合病，脈浮大上關上，但欲眠睡，目合則汗。

周禹載曰：溫氣發出，乃至三陽皆病，其邪熱溷實，不言可知，故其脈浮大也，意邪伏少陰時，則尺脈亦已大矣。今因由內發外，由下達上，而浮大見於關以上，故曰上關上也。邪雖上見陽位，少陰之源未靖，則欲眠尚顯本證。而目合則汗，即爲盜汗，又顯少陽本證。可以獨見少陽？因母虛子亦虛，而少陰邪火，與少陽相火同升燔爍也，所以稍異熱病者，但目合則汗，不似熱病之大汗不止也。然何以不言太陽陽明二經證，以浮爲太陽經脈，大爲陽明經脈也。

雄按：《御纂醫宗金鑒正誤篇》云：浮大上之上字當是弦字，始合三陽合病之脈。至治法，繆仲淳擬用百合一兩、麥冬五錢、知母、栝蔞根、白芍藥各二錢、鱉甲三錢、炙甘草一錢、竹葉五十片。

楊云：此條與發汗已身爍熱之風溫，正是一串。初起爲此病，汗後則爲風溫證。徐亞枝云：楊侯嘗語余曰：《傷寒論》當逐條分讀，不必固求連綴次序。其意以洄溪傷寒類方，但當因證以論方，不必循經而論證，爲直截了當。蓋逐條分讀，則其間脈絡貫通處自見，若泥次序求連綴不免鑿矣。及讀此評，益服其讀書另具隻眼。

《金匱》曰：溫瘧者其脈如平，身無寒但熱，骨節疼煩時嘔，白虎加桂枝湯（八十九）主之。

尤拙吾曰：此與《內經》論瘧文不同，《內經》言其因，此詳其脈與證也。癉瘧、溫瘧俱無寒但熱，俱嘔，而其因不同。癉瘧者，肺素有熱，而加外感，爲表寒裹熱之證，緣陰氣內虛，不能與陽相爭，故不作寒也。溫瘧者，邪氣內藏少陰，至春夏而始發，爲伏氣外出之證，寒蓄久而變熱，故亦不作寒也。脈如平者，病非外感，故脈如其平時也。骨節疼煩時嘔者，熱從少陰出外，捨於腎之所合，而上併於陽明也。白虎甘寒除熱，桂枝則因勢而達之耳。

雄按：喻氏謂仲景論瘧，既云弦數者多熱矣。而復申一義曰：弦數者風發，見多熱不已，必至於極熱，極熱則生風，風生則肝木侮土，而傳其熱於胃，坐耗津液。此非可徒求之藥，須以飲食消息，止其熾熱，即梨汁、蔗漿，生津止渴之屬。正《內經》風淫於內，治以甘寒之旨也。

仲景伏氣熱病篇

《傷寒論》曰：陽明病脈浮而緊，咽燥口苦，腹滿而喘，發熱汗出，不惡寒反惡熱，身重。若發汗則躁，心憒憒，反譫語，若加溫鍼，必怵惕煩躁不得眠。若下之，則胃中空虛，客氣動膈，心下懊憹。舌上胎者，梔子豉湯（十一）主之。若渴欲飲水，口乾舌燥者，白虎加人參湯（八）主之。若脈浮發熱，渴欲飲水，小便不利者，豬苓湯（五）主之。

周禹載曰：浮緊，傷寒脈也，何以爲熱病？以其發於夏，不惡寒反惡熱也。又何以獨言陽明，以夏時濕熱上蒸，邪從胃發，且腹滿而喘，種種皆陽明證也。然咽燥非少陰證耶，不知陽明爲從出之途，少陰其伏藏之地也。夫既陽明熱病，曷又爲脈反浮緊，正以夏時肌腠本開，人本多汗，風邪襲入，致腠理反閉而無汗，故夏之風脈，每似冬之寒脈也。今云汗出而脈亦浮緊者，正因浮甚有力，熱邪盛而致也。若不知者以辛熱汗之，耗其精液，必致躁妄昏昧，火劫溫鍼，燥其陰血，必致驚擾無寐。下之必亡其陰，必致胃虛邪陷，心中懊憹，此皆誤治。將何以救之乎？觀舌上苔滑者，則外邪尚在，以梔子解熱，香豉祛邪，是爲合法。若渴飲漿水，口乾舌燥，知其外邪亦入，總以白虎湯爲治，加人參者，以誤治而精液大傷也。設使緊脈去而浮在，發熱飲水小便不利，則其浮爲虛，而熱已入膀胱，入膀胱者，曷不飲以四苓，而主以豬苓耶？傷寒之小便不利，結於氣分；熱病之小便不利，由於血分者也。因邪鬱既深，耗液日久，故必以阿膠補虛，滑石祛熱，而無取乎白朮也。

沈堯封曰：未經誤治之時，本是白虎湯主治。

陽明病，汗出多而渴者，不可與豬苓湯。以汗多胃中燥，豬苓湯複利其小便故也。

周禹載曰：渴而小便不利，本當用豬苓湯，然汗多在所禁也。此與傷寒入腑，不令溲數同意。蓋邪出陽明，已劫其津，汗出復多，更耗其液。津液曾幾，更可下奪耶！當以白虎加人參去其熱，則小便之不利者，津回而自利矣。

沈堯封曰：穀食在胃，全賴津液充足，方能滑潤達下。若津液一枯，穀食即燥結難下，故陽明非燥不病，而燥者五氣之一，而五氣中風與熱亦能致燥。《易》曰：燥萬物者，莫熯乎火。又曰：風自火出。此三義皆因乎天者。若人之致燥有二：汗與小便是也，苟過多則亦未有不燥者矣。

三陽合病，腹滿，身重，難以轉側，口不仁，面垢，讝語遺溺，發汗則讝語，下之則額上生汗，手足逆冷，若自汗出者，白虎湯（七）主之。

雄按：發汗則讝語下似脫一甚字。

馬元儀曰：此證發汗則偏於陽而津液傷，攻下則偏於陰而真氣損，惟有白虎一法，主解熱而不礙表裏。但三陽病脈當浮大，而亦有微弱不起者，以邪熱抑遏，不得外達，待清其壅則脈自起，勿謂陽衰故脈微也。

雄按：更不可誤以陽證見陰脈。

章虛谷曰：此條邪熱更重，彌漫三陽，而致腹滿身重，難以轉側。口不仁者，不知味也。由胃中濁壅熏蒸，故又面垢也。熱甚神昏，則讝語遺溺。若未經誤治而自汗出者，主以白虎湯。雄按：仲淳云宜加百合。此倒裝文法。謂非誤發其汗之汗，故名自汗出。雄按：尤在涇註云，若自汗出句，頂腹滿身重四句來。若誤發其汗而致讝語。雄按：白虎加人參湯（八）或可救也。或下之，額上生汗者，是絕汗也。手足逆冷，陽氣將亡，即所謂再逆促命期，非白虎所可治也。

仲景外感熱病篇

太陽中熱者，暍是也。其人汗出惡寒，身熱而渴也。

王安道曰：暑熱者，夏之令也，大行於天地之間，人受傷而爲病，名曰中暑，亦曰中熱，一也。

葉香巖曰：熱地如爐，傷人最速。

趙以德曰：汗出惡寒，身熱而不渴者，中風也；渴者，中暍也。

周禹載曰：冬月有寒，則能傷人，名中寒；夏月有熱，亦能傷人，名中熱。此是外來之熱，故曰中。非即伏寒發出，夏必病熱之熱也。然而同用白虎者，總以所傷在氣，則所主在金，所病在熱。生金者土，金生者水，金病則我母我子俱病，故與伏氣之在少陰，發出之由陽明者無異。要皆並主一湯，全不因冬月之伏與夏月之中爲二義也。又全不以伏氣之渴，與今病之渴爲稍異也。嗚呼！聖人於此，有意立方，無心表異。以千古之前，自有此理；萬世之下，自有此悟也。雄按：古人但以寒爲肅殺之氣，而於暑熱甚畧，是闕文也。

徐洄溪曰：凡汗出多之病，無不惡寒者，以其惡寒汗出而誤認爲寒，妄用熱劑，則立危矣。

何報之曰：汗大泄不祇亡陽，且令腎水竭絕，津液内枯，是謂亡陰，急當滋水之上源。三伏之義，爲金受囚也，金遇丙丁，失其清肅，而壬水絕於巳，癸水絕於午，西北之寒清絕矣。前人有謂夏月宜補者，乃補天元之真氣，非補熱火也，令人夏食寒是也。

沈堯封曰：此是熱病證據。《素問》在天爲熱，在地爲火，熱者火之氣也，故熱乃五氣之一，而熱病即傷寒有五之一。《傷寒論》以《難經》熱字，恐與下文溫字相混，故特指出曰暍是也。感烈日之氣而病，即《素問》寒、暑、燥、濕、風之暑病，或曰暍是陽邪，暑是陰邪，土潤溽暑，熱兼濕言也，似與暍有異。曰寒往則暑來，與寒對待，非專言熱而何？古人稱暑、暍、熱，一也。若濕熱並至之病，《難經》名曰濕溫，不名暑，迨至隋唐後皆指濕熱爲暑，於是真暑之名失，而暍之名更不知爲何病矣！雄按：《北齊書後主紀》：六月游南苑，從官暍死者六十人。《千金須知》云：熱死曰暍，是唐時尚知暑暍之爲熱也。

雄按：《内經》云：在天爲熱，在地爲火，其性爲暑。又云：歲火太過，炎暑流行。蓋暑爲日氣，其字從日，曰炎暑，曰酷暑，皆指烈日之氣而言也。夏至後有小暑大暑，冬至後有小寒大寒，是暑即熱也，寒即冷也。暑爲陽氣，寒爲陰氣，乃天地間顯然易知之事，並無深微難測之理。而從來歧說偏多，豈不可笑。更有調停其說者，强分動得静得爲陰陽，夫動静惟人，豈能使天上之暑氣，隨人而判别乎！况《内經》有陰居避暑之文。武王有樾蔭暍人之事，仲景以白虎湯爲熱病主方，同條其貫，理益彰彰。何後賢之不察，而好爲聚訟以紊道，深文以晦道耶！若謂暑必兼濕，則亢旱之年，濕難必得，况兼濕者何獨暑哉！蓋濕無定位，分旺四季，風濕寒濕，無不可兼。

惟夏季之土爲獨盛，故熱濕多於寒濕。然暑字從日，日爲天氣。濕字從土，土爲地氣。霄壤不同，雖可合而爲病，究不可謂暑中原有濕也。

傷寒脈浮滑，此表有熱，裏有寒，白虎湯（七）**主之。**

王三陽曰：經文寒字，當作邪字解，亦熱也。

方中行曰：世本作表有熱裏有寒，必係傳寫之誤。夫白虎本爲治熱病暑病之藥，其性大寒，安得裏有寒者可服之理。詳本文脈浮滑，不但無緊，且復多滑，乃陽氣甚而鬱蒸，此裏有熱也。裏熱甚必格寒於外，多厥逆身涼而爲亢害之證，此表有寒也。厥陰篇中脈滑而厥者，裏有熱也，白虎湯主之。則知此表裏二字爲錯誤可知，當爲上下更易。

魏念庭曰：此裏尚爲經絡之裏，非臟腑之裏也。

沈堯封曰：裏有寒之寒字，乃暍字之誤。如果裏有寒，何以反用石膏知母乎？表有熱即身熱也。上節祇言病名，不言脈證，此節詳言脈證，出方主治，兩節本是相承。叔和校訂時，此節幸有寒字之誤，不被摘出，若見暍字，早已擱置別論中矣。程郊倩云：暍病脈不浮，不思《傷寒論》之暍，即《難經》之熱病也。《難經》云：熱病之脈，陰陽俱浮。浮之而滑，沉之散濇，此是緊要處，豈可模糊讀過。本條脈浮滑，與《難經》熱病脈合，則白虎的是熱病主方，而寒字的是暍字之誤。

雄按：楊素園大令云：此條寒字，諸家所辯未能妥帖。徐君亞枝謂當作痰字解，於義較協。余謂徐君此解，可稱千古隻眼。夫本論無痰字，如濕家胸中有寒之寒字，亦作痰字解。蓋痰本作淡，會意二火搏水成痰也。彼濕家火微濕盛，雖渴而不能飲，是爲濕痰。此暍病火盛鑠液，脈既滑矣，主以白虎湯則渴欲飲水可知，是爲熱痰。凡痰因火動，脈至滑實而口渴欲飲者，即可以白虎治之，況暍家乎。汪按：《靈》、《素》兩經，亦但曰水曰寒，無一痰字。

傷寒脈滑而厥者，裏有熱也，白虎湯（七）主之。

張路玉曰：滑，陽脈也，故其厥爲陽厥。裏熱鬱熾，所以其外反惡寒厥逆，往往有唇面爪甲俱青者，故宜白虎以清裏而除熱也。

傷寒無大熱，口燥渴心煩，背微惡寒者，白虎加人參湯（八）主之。

張兼善曰：白虎專治大煩大渴大燥大熱之證，惟恐表證未罷而早用之。若背微惡寒及時時惡風二條，因其中煩渴燥熱已甚，非白虎不能遏也。

沈堯封曰：背爲陽，背微惡寒者，陽虛證也。但陽有不同，真水真火，是腎中之陰陽也，氣血是營衛之陰陽也。此條口燥渴心煩，則暍熱内熾，仍是白虎證。惟暍熱傷其衛氣，致背微惡寒，故加人參補其衛也。至若少陰病口中和，其背惡寒者，則衛陽與腎陽併傷，故人參與附子併用，以兩補之也。

雄按：吴鹤皋云：背微惡寒者，但覺微寒而不甚也。既有燥渴，則白虎加參用可無疑。若背惡寒而不燥渴者，不可用也。余謂以下條參之，必有汗故可用也。

傷寒脈浮，發熱無汗，其表不解者，不可與白虎湯。渴欲飲，水無表證者，白虎加人參湯（八）主之。

沈堯封曰：此承上文，言煩渴背惡寒，固當用白虎加人參湯；但亦有中暍而外復傷風寒，亦能令惡寒發熱脈浮，更當於有汗無汗上辨表證解不解，以定此方之可用不可用耳。

傷寒病，若吐下後，七八日不解，熱結在裏，表裏俱熱，時時惡風，大渴，舌上乾燥而煩，欲飲水數昇者，白虎加人參湯（八）主之。

張路玉曰：詳此條表證，比前較重，何以亦用白虎加參耶？本文熱結在裏，表裏俱熱二句，已自酌量。惟熱結在裏，所以表熱不除。邪火内伏，所以惡風大渴。舌燥而煩，欲飲水不止，安得不以生津解熱爲急耶！

雄按：《御纂醫宗金鑒正誤篇》：時時惡風，作時汗惡風，當遵之。又沈亮宸云：舌乾且燥，謂視之無液也。然則溫熱之審舌苔，以察津液，仲師已逗其倪矣。

太陽中暍者，身熱疼重而脈微弱，此以夏月傷冷水，水行皮中所致也，一物瓜蒂湯（十二）**主之。**

皇甫士安曰：脈盛身寒，得之傷寒，脈虚身熱，得之傷暑。蓋寒傷形而不傷氣，所以脈盛。熱傷氣而不傷形，所以脈虚。雄按：所云身寒者，雖發熱而仍惡寒，不似暑熱病之喜涼惡熱也。

朱奉議曰：夏月發熱惡寒頭痛，身體肢節痛重，其脈洪盛者，熱病也。夏月自汗惡寒，身熱而渴，其脈微弱者，中暑也。雄按：此註之熱病，乃夏至後所發之伏邪也。《内經》亦謂之暑病。中暑者，夏月外感之熱病，亦曰中暍病有内外之殊。脈有洪微之別，最微弱本暍脈，惟身重爲濕候。後條雖亦身重，而口開齒燥，暑熱内熾已極，似宜急與甘寒救液也。

方中行曰：夏日則飲水，人之常事，而曰傷，何哉？良由暑迫飲之過多，或得之冷水澡洗，暑反入内也。

張路玉曰：此條言因熱傷冷之病，乃中暍之變證。喻氏謂無形之熱，傷其肺金，則用白虎加人參湯以救之。有形之濕，傷於肺金，則用瓜蒂湯救之。各有所主也。

太陽中暍者，發熱惡寒，身重而疼痛，其脈弦細芤遲，小便已，灑灑然毛聳，手足逆冷，小有勞身即熱，口開前板齒燥。若發汗則惡寒甚，加溫鍼則發熱甚，數下之則淋甚。

成聊攝曰：病有在表者，有在裏者，有表裏俱病者，此則表裏俱病者也。發熱惡寒，身重疼痛者，表中暍也，脈弦細芤遲者，中暑脈虛也。小便已灑灑然毛聳，手足逆冷者，太陽經氣不足也。小有勞身即熱者，謂勞動其陽而暍即發也。口開前板齒燥者，裏有熱也。雄按：即此一端可見其爲熱熾津枯之候，雖身重惡寒，豈可再投清暑益氣湯、五苓散、藿香正氣丸等，辛溫燥烈以重劫其陰液乎！東垣、虛谷之言貽誤後人不淺。《内經》云：因於暑，汗，煩則喘喝。口開，謂喘喝也。以喘喝不止，故前板齒燥。若發汗以去表邪，則陽氣外虛，故惡寒甚。若以溫鍼助陽，則火熱内攻，故發熱甚。若下之以除裏熱，則内虛而膀胱燥，故淋甚。

雄按：觀此治法之三禁，則仲景雖未立方，而甘涼撤熱存津之當用，已可不言而喻矣。趙氏、方氏主用白虎加人參湯，殆從三陽合病比例而出，似亦近理。

沈堯封曰：此言精氣素虧而中暍者。

傷寒脈結、代，心動悸者，炙甘草湯（十三）主之，一名復脈湯。脈按之來而緩，時一止復來者名曰結。又脈來動而中止，更來小數中有還者，反動，名曰結陰也。脈來動而中衹，不能自還，因而復動者，名曰代陰也。得此脈者必難治。

方中行曰：脈結代而心動悸者，虛多實少。譬如寇欲退散，主弱不能遣發，而反自徬徨也。復脈乃覈實義之名，然則是湯也，必欲使虛者加進而馴至於實，則實者自退散而還復於元之義也。

喻嘉言曰：脈者氣血之先，仲景於津液内亡之脈，名之曰結陰、代陰，又名無陽，原有至理，何可不知。聊爲四言俚句以明其義：胃藏津液，水谷之海，内充臟腑，外灌形骸。津多脈盛，津少脈衰，津結病至，津竭禍來。脈見微弱，宜先建中，汗則津越，下則津空。津耗脈細，不可妄攻，小便漸減，大便自通。陽明内實，急下救焚，少緩須臾，津液無存。陽明似實，稍用調承，驅熱存津，此法若神。腎中真陽，陰精所裁，胃中真陽，津液所胎。陰枯津盛，冽泉可溉，陰精衰薄，缾罄罍哀！何謂結陰，無陽脈閫。何謂代陰，無陽脈奪。經揭無陽，津液欲竭，較彼亡陽，天地懸闊。

沈堯封曰：此論精氣素虧，而感微邪之治。前節有脈證而無方治，此未必即是前節主方，然觀方中藥，又寧必不可以治前證。

脈浮而芤，浮爲陽，芤爲陰，浮芤相搏，胃氣生熱，其陽則絕。

方中行曰：浮爲氣上行，故曰陽。芤爲血內損，故曰陰。胃中生熱者，陰不足以和陽，津液乾而成枯燥也。雄按：沈氏云，浮爲邪，芤爲陰血虛。以余論之，凡見浮芤相搏之脈，多是暑熱傷津。

沈堯封曰：衛氣爲陽，人之所知也。津液爲陽，人之所未知也。《經》云：上焦出氣，宣五穀味，熏膚充身澤毛，若霧露之溉，是謂氣。衛氣即津液也，故在外之津液少，則曰無陽，不能作汗。在內亡津液，則曰陽絕於裏。要之言陽也，即言衛氣也，即言津液也。

仲景濕温篇

太陽病，關節疼痛而煩，脈沉而細者，此名濕痺，其候小便不利，大便反快，但當利其小便。

沈堯封曰：《傷寒論原序》云：撰用《素》《難》，當即以《素》《難》釋之。《難經》傷寒有五，即《素問》寒、暑、燥、濕、風之五氣爲病也。故仲景於太陽論中，五證併列，挨次剖析。此論濕痺，即《難經》之濕温證也。《素問》在天爲濕，在地爲土，濕乃土之氣也，故濕爲五氣之一。濕温乃傷寒有五之一，編傷寒者，以濕暍爲非傷寒，置之别論，然則中風亦非傷寒，何以獨存卷首耶？《難經》云：濕溫之脈，陽濡而弱，陰小而急，與此稍異。

又曰：傷寒既以頭痛胃實等項分六經，即以汗字判風寒，渴字認燥熱，小便不利認濕氣，縱横辨別，邪無遁形矣。讀者當於此等處，著實留心。

濕家之爲病，一身盡疼，發熱，身色如熏黄。

倪衝之《傷寒彙言》：此濕家爲病之總綱也。《金錦》蓋體氣素以濕爲事者，是爲濕家。《條辨》其痛與痺痛不同，濕在關節而疼，故曰痺。今一身盡疼，而表有熱，故聊攝稱曰在經。熏黄與橘子黄同是濕熱，彼以熱勝者黄而明，此以濕勝者黄而晦，宜茵陳五苓散主之。海藏以熏黄爲陰黄，蓋既濕勝則次傳寒中，小便自利者有之。术附湯主之。《折衷》雄按：此由但清其熱，不治其濕，故次傳寒中。

沈堯封曰：丹溪云，如造紬然，濕熱鬱久，則發黄也。

雄按：濕熱發黄，名曰黄疸，皆是暴病，故仲景以十八日爲期。其餘所因甚多，有谷疸、酒疸、女勞疸、黄汗及冷汗便溏，氣虚之陰黄。身面浮腫、睛白、能餐，勞倦之弱黄。神志不足，猝受恐嚇，膽氣外泄之驚黄。肝木横肆，脾胃傷殘，土敗而色外越之痿黄。皆與暴病不同，不可概曰爲濕熱病矣。

濕家，其人但頭汗出，背强，欲得被覆向火。若下之早則噦，或胸滿，小便不利，舌上如苔者，以丹田有熱，胸中有寒，渴欲得水而不能飲，則口燥煩也。

尤在涇曰：寒濕居表，陽氣不得外通，而但上越爲頭汗出，爲背强，欲得被覆向火，是宜用溫藥以通陽，不可與攻法以逐濕，乃反下之，則陽更被抑而噦乃作矣。或上焦之陽不佈，而胸中滿；或下焦之陽不化，而小便不利，隨其所傷之處而爲病也。舌上如苔者，本非胃熱，而舌上津液燥聚，如胎之狀，實非胎也。蓋下後陽氣反陷於下，而寒濕仍聚於上，於是丹田有熱，而渴欲得水，胸中有寒，而復不能飲，則口舌燥煩，而津液乃聚耳。

雄按：胸中有寒之寒字，當作痰字解。胸中有痰，故舌上如苔，其津液爲痰所阻，故口燥煩，而痰飲乃水之凝結，故雖渴，而不能飲也。楊云：此註極明確，凡《傷寒論》言胸中有寒者，俱作痰解。

濕家下之，額上汗出，微喘，小便利者死。若下利不止者，亦死。

尤在涇曰：濕病在表者宜汗，在裏者宜利小便，苟非濕熱蘊積成實，未可遽用下法。楊云：濕證不可妄下。額汗出微喘，陽已離而上行。小便利，下利不止，陰復決而下走，陰陽離決故死。一作小便不利者死，謂陽上浮而陰不下濟也，亦通。

雄按：張石頑云：自此而推之，雖額汗出微喘，若大小便不利者，是陰氣未脫，而陽之根猶在也。下雖大小便利，若額上無汗不喘，是陽氣不越，而陰之根猶在也。則非離決，可以隨其虛實則救之。至於下利不止，雖無頭汗喘逆，陽氣上脫之侯亦死。亦有下利不止，小便反閉，而額上汗出者，謂之關。《經》云：關格不通，頭無汗者可活，有汗者死。

問曰：風濕相搏，一身盡疼痛，法當汗出而解，值天陰雨不止，醫云此可發汗，汗之病不愈者，何也？答曰：發其汗，汗大出者，但風氣去，濕氣在，是故不愈也。若治風濕者，發其汗，但微微似欲汗出者，風濕俱去也。

汪按：古人即表汗亦須有節度如此，奈何近人必令其汗，又欲令其多耶。此與《傷寒論》桂枝湯下語，亦可互參。

倪衡之《傷寒彙言》：濕家不惟不可誤下，亦不要誤汗。惟風濕相搏一證郊倩，風從前來，濕傷卑下，兩至搏擊，一身盡爲疼痛子繇，此是微挾表邪，法當汗出而病方解郊倩，然時值淫雨隱庵，不免濕氣盛行純一，醫云此可發汗，若發大汗而病不愈，不惟風濕之邪不解，而且傷真氣矣郊倩，況風之乘罅也速，濕之侵人也漸子繇，然風在外而濕在內，且大汗出而漬衣被，汗轉爲濕，風氣雖去，而濕氣仍隱伏而存留，是故不愈也純一，使之微微似欲汗出，則正氣宣發，充身澤毛，若霧露之灌溉，與病相應，斯正氣行而邪氣卻，營衛和而風濕並解矣忠可。

章虛谷曰：治風濕者，必通其陽氣，調其營衛，和其經絡，使陰陽表裏之氣周流，則其內濕隨三焦氣化，由小便而去。表濕隨營衛流行，化微汗而解。陰濕之邪既解，風邪未有不去者。若大發其汗，陽氣奔騰，風爲陽邪，隨氣而泄，濕邪陰滯，故反遺留而病不愈也。此治風濕與治同寒不同者，雖寒濕同爲陰邪，而寒清濕濁，清者易散，濁者粘滯，故汗法大有區別也。

濕家病，身疼痛，發熱，面黃而喘，頭暈鼻塞而煩，其脈大，自能飲

食，腹中和無病。病在頭，中寒濕，故鼻塞，內藥鼻中則愈。

章虛谷曰：此所謂霧露清邪中於上也。三陽經脈上頭而行於身表，頭中寒濕，則表氣不宣，故身疼發熱，肺開竅於鼻，而行氣於皮毛，邪從鼻入，濕遏其陽而上蒸，則面黃。氣閉則喘，氣壅則頭痛鼻塞而煩，皆肺氣窒塞不得下降，故脈反大。其與濕中於下，而在陰之脈沈細者，迥不同也。肺通喉，胃通咽，邪在肺不在胃，故自能飲食，腹中和無病。祇頭中寒濕，故鼻塞，當用辛香苦泄之藥納鼻中，如近世之痧藥。雄按：鼻煙亦可用，古人惟用瓜蒂散（十四）。使肺氣通達，其濕邪化水，從鼻中出則愈。汪按：瓜蒂末，嗅則水從鼻出，若湯飲則吐。

傷寒瘀熱在裏，身必發黃，麻黃連翹赤小豆湯（十五）**主之。**

章虛谷曰：表邪未解，濕熱內瘀，身必發黃，故以麻黃解表，連翹、赤豆等味，利肺氣以清濕熱，其邪在經絡，故從表解之。

雄按：余治夏月濕熱發黄，而表有風寒者，本方以香薷易麻黄輒效。楊云：夏月用香薷，與冬月用麻黄，其理正同。

傷寒身黄發熱者，梔子柏皮湯（十六）主之

尤在涇曰：此熱瘀而未實之證，熱瘀故身黄，熱未實故發熱而腹不滿，梔子撤熱於上，柏皮清熱於下，而中未及實，故須甘草以和之耳。

沈堯封曰：梔柏湯清熱利小便，治濕熱之主方也。程扶生以麻黄小豆湯爲濕熱主方，不思麻黄小豆湯發汗之方，惟外兼風寒者宜之。梔柏湯利小便之方也楊云：分析極清。若以麻連小豆湯爲主方，不惟梔柏湯無着落，即論内但當利小便句，亦無着落。

傷寒七、八日，身黄如橘子色，小便不利，腹微滿者，茵陳蒿湯（十七）主之。

尤在涇曰：此則熱結在裏之證也。身黄如橘子色者，色黄而明爲熱黄也，若陰黄則色黄而晦矣。熱結在裏，爲小便不利腹滿，故宜茵陳蒿湯下熱通瘀爲主也。

陽明病發熱汗出，此爲熱越，不能發黄也。但頭汗出身無汗，劑頸而還，小便不利，渴飲水漿者，此爲瘀熱在裏，身必發黄。茵陳蒿湯（十七）主之。

尤在涇曰：熱越，熱隨汗而外越也，熱越，則邪不蓄而散，安能發黄哉！若但頭汗出而身無汗，劑頸而還，則熱不得外達，小便不利，則熱不得下泄，而又渴飲水漿，則其熱之蓄於内者方熾，而濕之引於外者無已，濕與熱合，瘀鬱不解，則必蒸發爲黄矣。茵陳蒿湯，苦寒通泄，使病從小便出也。

陽明病，面合赤色，不可攻之，攻之必發熱。色黄者，小便不利也。

沈堯封曰：此是寒邪外束之濕溫證也，麻連小豆湯是其主方。除卻惡寒，即是梔柏證。更加腹微滿，即是茵陳蒿證。

章虛谷曰：上明發黃之證，此又明致黃之由也。面赤者熱鬱在經，當以汗解。若攻之，傷其腑氣，則在經之熱，反從內走，與水穀之氣，鬱蒸發黃，三焦閉塞，而小便不利也。

陽明病，無汗，小便不利，心中懊憹者，身必發黃。

章虛谷曰：雖未誤下，而無汗小便不利，其邪熱閉結，心中懊憹，與胃中水液鬱蒸，而身必發黃也。

陽明病被火，額上微汗出，小便不利者，必發黃。

喻嘉言曰：濕停熱鬱而誤火之，則熱邪愈熾，津液上奔，額雖微汗，而遍身之汗與小便，愈不可得矣，發黃之變，安能免乎！

仲景疫病篇山陰陳坤載安註

寸口脈陰陽俱緊者，法當清邪中於上焦，濁邪中於下焦。清邪中上，名曰潔也。濁邪中下，名曰渾也。陰中於邪，必內栗也。表氣微虛，裏氣不守，故使邪中於陰也。陽中於邪，必發熱頭痛，項強頸攣，腰痛脛痠，所謂陽中霧露之氣，故曰清邪中上，濁邪中下。陰氣爲栗，足膝逆冷，便溺妄出，表氣微虛，裏氣微急，三焦相溷，內外不通，上焦怫鬱，藏氣相熏，口爛食斷也。中焦不治，胃氣上衝，脾氣不轉，胃中爲濁，營衛不通，血凝不流。若衛氣前通者，小便亦黃，與熱相搏，因熱作使，游於經絡，出入臟腑，熱氣所過，則爲癰膿。若陰氣前通者，陽氣厥微，陰無所使，客氣入內，嚏而出之，聲嗢咽塞，寒厥相逐，爲熱所擁，血凝自下，狀如豚肝，陰陽俱厥，脾氣孤弱，五液註下，下焦不闔，清便下重，令便數難，臍築湫痛，命將難全。

此一節言受疫之源。疫者，即寒、暑、燥、濕、風夾雜而成，清濁不分，三焦相溷，其曰中上中下者，是就邪之清濁而言。曰陰中陽中者，亦即邪之中上中上而言，扼要全在中焦得治爲主，中焦者脾胃是也，脾胃之氣有權，若衛氣前通者，邪可從經而汗解。若營氣前通者，邪可從腑而下解。倘脾胃之氣不足，邪必內陷傷臟，五液注下，便難臍痛，命將難全矣。爲癰膿下豚肝，指其重者而言，未必定當如是也。所以疫證最怕邪伏募原，內壅不潰爲難治。

傷寒脈陰陽俱緊，惡寒發熱，則脈欲厥。厥者，脈初來大，漸漸小，更來漸漸大，是其候也。楊云：疫病乃穢邪彌漫，其脈恒模糊不清，此所云漸漸大，漸漸小，正其侯也。如此者惡寒甚者，翕翕汗出，喉中痛，熱多者，目赤脈多，睛不慧，楊云：凡疫證，目睛必不了了。醫復發之，咽中則傷。

若復下之，則兩目閉。寒多者便清穀，熱多者便膿血。若熏之，則身發黃。若熨之，則咽燥。若小便利者，可救之，小便難者，爲危殆。

此節言疫邪初起之證與脈也，陰陽俱緊，惡寒發熱，與傷寒同；而漸小漸大之厥脈，是疫之所異也。因邪氣深伏，正氣不得宣通，所以先必惡寒而甚，則又形熱狀汗出喉痛目赤也。若因惡寒而發汗，則助熱上蒸而咽傷。若因內熱而下之，則陽氣內陷而目閉。陰邪多則便清谷，陽邪多則便膿血，熏之則濕熱鬱蒸而身黃，熨之則熱燥津液而咽燥，總因邪伏募原，故汗下熏熨皆誤也。其可救與不救，當於小便利不利驗之也。楊云：溫病小便利則陰氣未竭，疫證小便利，則腑氣尚通，邪有出路，故俱可治。

傷寒發熱頭痛，微汗出，發汗則不識人，熏之則喘，不得小便，心腹滿，下之則短氣，小便難，頭痛背強，加溫鍼則衄。

此節言清邪之中上者，故陽分之證居多，清邪中上，直入募原也。其發熱頭痛微汗，爲邪熱薰蒸，非在表也，故發汗則熱盛而神昏。楊云：汗爲心液，過汗則心虚，而邪蔽清陽。熏之則熱壅而作喘楊云：熏之則以熱益熱，而傷水之上源，不得小便，心腹滿者，氣不通也，亦非在裏。短氣小便難頭痛背強者，下傷津液也。衄者，溫鍼傷絡也。楊云：邪熱入營故衄。治當先達募原，不致此變。

傷寒發熱，口中勃勃氣出，頭痛目黃，衄不可制，貪水者必嘔楊云：水積而不運，故嘔。惡水者厥楊云：熱盛而無制，故厥。若下之，咽中生瘡。楊云：熱遺於上，故生瘡。假令手足溫者，必下重，便膿血。楊云：四末屬脾，溫則熱邪充斥脾胃，故下膿血。頭痛目黃者，若下則兩目閉。楊云：溫邪非蕩滌所能驅，而反虚其正，故目閉。貪水者脈必厥，其聲嚶咽喉塞。楊云：亦水積泛溢之象。若發汗則戰慄，陰陽俱虚。楊云：邪在裏不在表，汗之則徒虚其表。惡水者若下之，則裏冷不嗜食，大便完穀出。楊云：惡水則濕盛熱微，下之則傷其中氣。若發汗則口中傷，舌上白胎。楊云：津液外竭則穢邪上蒸。煩躁脈數實。楊云：熱盛於內。不大便六、七日後必便血，若發汗則小便自利也。楊云：太陽膀胱主津液，汗之則正虚而不能約束。

此節言濁邪之中下者，故陰分之證居多。濁邪中下者，非下受也，仍從募原分佈，謂陰邪歸陰也。邪併於陰則陰實陽虚，故有勃勃氣出，頭痛目黄，衄不可制，貪水咽瘖，下重便膿血諸證，此陰實也。其目閉脈厥，聲嚶咽塞，戰慄不嗜食，大便完穀，小便自利者，此陽虚也。實爲真實，虚爲假虚，故非偏陰偏陽可治。

病人無表裏證，發熱七、八日，雖脈浮數者可下之。假令已下，脈數不解，合熱則消穀善饑，至六、七日不大便者，有瘀血也，宜抵當湯（十八）。若脈數不解，而下利不止，必協熱而便膿血也。

此疫邪之分傳者，病無表裏證，邪在募原。此指初起而言。脈數者，熱盛於內也，浮者，熱蒸於外也。發熱七、八日而不從汗解，其内熱已深，故曰可下。此指見在而言，假令已下，是指下後言也。若下後脈數不解，熱傳於陽，則消穀善饑，爲衛氣前通也。熱傳於陰，必傷血成瘀，爲營氣前通也，宜抵當湯，即下如豚肝之類。若脈數不解，而下利便膿血者，已成脾氣孤絶，五液注下，爲不治之證也。勿作尋常協熱利看。

病在陽，應以汗解之，反之冷水潠之，若灌之，甚熱被卻不得去，彌更益煩，肉上粟起，意欲飲水，反不渴者，服文蛤散（十九）。楊云：此條溫熱俱有之，不獨疫病。若不瘥者，與五苓散。（二十一）。寒實結胸無熱證者，與三物小陷胸湯（二十二），白散亦可服（二十三）。

此疫邪之傳表者，卻字疑是劫字之誤。徐亞枝云：卻不得前也，熱被冷抑，不得外出，轉而內攻，故彌更益煩。卻字似非誤，楊云是。文蛤散當屬文蛤湯。病在陽者，謂疫邪已傳陽分也，傳於陽當從汗解。潠，噴也。灌，溉也。疫邪熱極，原可飲冷水得大汗而解者，乃以之潠灌皮毛，內熱被冷水外刦，故內煩益甚，肉上粟起也。欲飲而不渴者，內熱爲外水所制也，文蛤性寒氣燥，合之麻杏石甘，去外水而清內熱，五苓散亦具利水撤熱之功。『小陷胸湯』及『亦可用』七字疑衍。

傷寒噦而腹滿，視其前後，知何部不利，利之則愈。

此疫邪之傳裏者，噦在傷寒多寒，在疫證爲熱，況見有腹滿前後不利可據，其爲邪氣壅蔽無疑。前後，二便也；利一便，即疏裏法也。

得病六、七日，脈遲浮弱，惡風寒，手足溫，醫二、三下之，不能食而脇下滿痛，面目及身黃，頸項強，小便難者，與柴胡湯，後必下重。本渴飲水而嘔者，柴胡湯不中與也，食穀者噦。

此疫邪之越於三陽者。得病六、七日，惡風寒而脈浮弱，非表虛也。手足溫而脈遲，非裏寒也。合之爲疫邪內伏不潰之證，醫者重於是疏裏，乃

二、三下之。不能食，小便難，不無傷中。而脇下滿痛，少陽也。面目及身黄，陽明也。頸項強，太陽也。邪已越於三陽，斯時但於清解熱毒劑中，按經據證，畧加引經達表之藥足矣。若拘於脇痛爲少陽，與柴胡湯，參甘薑棗錮蔽疫邪，必下重作利也。若先渴後嘔，爲水飲内停，非少陽喜嘔，柴胡湯必不可與。食穀者噦，亦屬邪蔽使然，非内寒也。末句之義，似有脱簡。

太陽病未解，脈陰陽俱停，先必振栗汗出而解。但陽脈微者，先汗出而解。但陰脈微者，下之而解。若欲下之，宜調胃承氣湯（二十四）。

此疫邪之越於太陽者，太陽病不解，係疫邪浮越，非太陽經病也。停，匀也。脈陰陽俱停，是尺寸浮沉遲速大小同等也。其正氣有權，足以化邪，故從汗解。振栗者，戰汗也。脈微謂邪氣衰也。陽邪先退，先從汗解。陰邪先退，先從下解。汗法不一，而下法宜調胃承氣，以疫邪雖熱，不必盡實也。

太陽病，先下而不愈，因復發汗，以此表裏俱虛，其人因致冒，冒家汗出自愈。所以然者，汗出表和故也。得裏未和，然後復下之。

此言疫邪傳表，先下後汗之誤。疫邪達表，當從汗解，乃拘於疏裏而先下之，徒虛其裏，故不愈。因復發汗，是又虛其表，故汗出而作冒也。必俟表氣已和，再和裏氣。疫證汗後往往有宜下者，有下後必汗出而始解者，總由邪氣分傳，而無一定之治法也。

太陽病下之，其脈促，不結胸者，此爲欲解也。脈浮者，必結胸也。脈緊者，必咽痛。脈弦者，必兩脇拘急。脈細數者，頭痛未止。脈沉緊者，必欲嘔。脈沉滑者，協熱利，脈浮滑者，必下血。

此言疫邪誤下之變。治疫雖宜疏裏，但既越於太陽，自當從表。一誤下之，其變有不可勝言者。促爲陽盛，下之必致結胸。不結者，陽邪外散也，爲欲解。浮爲在表，下之則内陷爲結胸。緊爲邪實，下之則邪上浮爲咽痛。弦者挾風。下之則引風入肝，故兩脇拘急。細數者，熱鬱於内也。下之則邪火上衝，故頭痛未止。沉緊多飲，下之必動其飲，故欲嘔。沉滑者，熱爲濕滯也，下之則濕熱下流，故協熱利。浮滑者，熱盛於表也，下之則熱邪内攻，故下血。

陽毒之爲病，面赤斑斑如錦紋，咽喉痛，唾膿血，五日可治，七日不可治，升麻鱉甲湯（二十五）**主之。**

陽毒者，疫邪入於陽分也。陽邪上壅。故面赤，熱極傷血，故遍體斑斑如錦紋也。咽喉痛，唾膿血，皆邪熱鑠津，有立時腐敗之勢。五日經氣未週，毒猶未遍，故可治。七日則邪氣遍而正氣消矣，故曰不可治。方用升麻鱉甲者，所以解陽分之毒，即所以救陰分之血也。

陰毒之爲病，面目青，身痛如被杖，咽喉痛。五日可治，七日不可治，升麻鱉甲湯去雄黃、蜀椒主之。

陰毒者，疫邪入於陰分也。陰中於邪，故面目青，邪閉經絡，故身痛如被杖。咽喉痛者，陰分熱毒上壅也。故其日數與陽經同，而治法原文去雄黃蜀椒者，陰分已受熱邪，不堪再用熱藥也。

雄按：王安道云：陰者，非陰寒之病，乃感天地惡毒異氣入於陰經，故曰陰毒耳。後人謂陰寒極盛，稱爲陰毒，引仲景所敘面目青，身痛如被杖，咽喉痛數語，卻用附子散正陽散等藥，竊謂陰寒極盛之證，固可名爲陰毒，然終非仲景所以立名之本意。後人所敘陰毒，與仲景所敘陰毒，自是兩般，豈可混論。蓋後人所敘陰毒，是內傷生冷，或暴寒所中，或過服寒涼藥，或內外俱傷於寒而成，非天地惡毒異氣所中也。又趙養葵云：此陰陽二毒，是感天地疫癘非常之氣，沿家傳染，所謂時疫也。

又按：雄黄、蜀椒二物用治陽毒，解者謂毒邪在陽分，以陽從陽，欲其速散也。余謂雄黄尚屬解毒之品，用之治毒，理或有之，至蜀椒，豈面赤發斑咽痛唾血所可試乎？必有錯簡，未可曲爲之説也。楊云：通人之論。《傷寒論》中此類甚多，俱不必強作解事也。

又按：倪衡之《傷寒彙言》附載袁雲龍云：仲景之書，前敘六經諸條，其中文義，前後起止，多有闕失。歷代醫哲，併未深勘，至於陽毒、陰毒二條，更可詫異，俱用升麻鱉甲湯，陰毒但無雄黄、蜀椒。此坊刻之僞本也。宋龐安常，陰毒、陽毒，概用全方，陰毒不去椒、黄，於理稍近。余於萬曆乙亥，得南陽舊本，其陰毒條於去雄黄下作倍，蜀椒加半主之，於理爲是。蓋陽毒、陰毒二證，良由平素將息失宜，耗疲精髓，逆亂氣血，所以猝受山林水澤瘴厲惡氣所中，感而成疾。余嘗壯年北遊燕邸，以及遼陽之外，南遊閩廣黔甸，以及交阯之區。大抵南方多陽毒，北方多陰毒，時醫按法施治，曾無一驗。中州等處有人患此，亦罕能救。細按二證俱有咽喉痛三字，以余竊論瘍科書有鎖喉風、纏喉風、鐵蛾纏三證，其狀相似。有面色赤如斑者，有面色青而淒慘者，有吐膿血者，有身痛如被杖者，有氣喘急促者，有發讝語煩亂者，雖有兼證如此，總以咽喉閉痛爲苦，猝發之間，三、五日可治，至七日不減，則無生理。豈非陽毒陰毒二證之類乎！再察其脈，緩大者生，細數緊促者死。余見此二證，不論陽毒陰毒，概用喉科方，以蓬砂二錢、火硝六分、米醋一盞，薑汁小半盞，用鵝翎探入喉中，吐痰碗許，活者百數。據袁公之論，則陽毒爲陽邪，陰毒爲陰邪矣。陰邪固宜倍蜀椒之半，而以蜀椒施之陽邪，終嫌未妥，改從喉科法引吐卻穩當。以余度之，陽毒即後世之爛喉痧耳，叔和謂之溫毒是已。治法忌用溫散，宜用清化。陳繼宣《疫痧草》專論此證。

論曰：百合病者，百脈一宗，悉致其病也。意欲食復不能食，常默然，欲卧不能卧，欲行不能行，飲食或有美時，或有不用，得藥則劇吐利，如有神靈者，身形如和，其脈微數，每溺時頭痛者，六十日乃愈。若溺時頭不痛，淅淅然者，四十日愈。若溺快然但頭眩者，二十日愈。其證或未病而預見，或病四、五日而出，或二十日，或一月微見者，各隨證治之。楊云：《金匱》中論此證，最爲明顯完善。

百合病者，皆緣時疫新愈，其三焦腠理榮衛之交，餘熱未清，正氣睏乏，不能流暢，如人在雲霧之中，倏清倏渾，如日月被蝕之後，或明或暗，故有種種不可名言之狀。而其口苦小便赤，脈微數，乃餘熱的證也，病不在經絡臟腑。楊云：此名欠酌。治不能補瀉溫涼，惟以清氣爲主。氣歸於肺，而肺朝百脈，一宗者，統宗於一，即悉致其病之謂也。溺時頭痛者，小便由於氣化。水去則火上衝也，其病爲重，六十日愈，月再週而陰必復也。溺時淅淅然者，膀胱腑氣一空，表氣亦因之而失護也。但頭眩者，陽氣不能上達也，熱漸衰病漸輕，故愈日漸速也。曰其證指溺時頭痛諸證而言，曰未病預見，謂未成百合病，先見頭痛等證也。百合清熱養陰，專潤肺氣，治以百合，即以百合名病也。

雄按：此病仲景以百合主治，即以百合名其病。其實餘熱逗留肺經之證，凡温、暑、濕、熱諸病後皆有之，不必疫也。肺主魄，魄不安則如有神靈，肺失肅清則小便赤，百合功專清肺，故以爲君也。楊云：前註已平正通達，讀此更親切不易，覺前註尚隔一層；余嘗謂孟英學識前無古人，試取其所註，與古人所註較論之，當知余言之非阿所好也。憶辛丑暮春於役蘭溪，在嚴州舟次，見一女子患此證，其父母以爲祟也。余詢其起於時證之後，察其脈數，第百合無覓處，遂以葦莖、麥冬、絲瓜子、冬瓜皮、知母爲方汪按：百合本治肺之品，從此悟入，可謂在人意中，出人意外矣。服之一劑知，二劑已。

百合病見於陰者，以陽法救之；見於陽者，以陰法救之。見陽攻陰，復發其汗，此爲逆；見陰攻陽，乃復下之，此亦爲逆。

此推究致百合病之源，見於陰者，即陰中於邪也。陰既受邪，不即與陽氣能調，則陰邪愈閉，法當攻陽以救其陰也。見於陽者，即陽中於邪也。陽既受邪，不即與陰氣通調，則陽邪不化，法當攻陰以救其陽也。若不攻陰救陽，復發其汗，是爲見陽攻陽。不知攻陽救陰，復下之，是爲見陰攻陰。二者均之爲逆，皆因治不如法，陰陽未能透解，所以致有百合之病。若於百合病中併無汗下之證，毋用汗下之法也，下之汗吐下皆此意。此處陰陽二字，但就營衛講，不説到氣血臟腑上。

百合病發汗後者，百合知母湯（二十六）主之。

得之汗後者，其陽分之津液必傷，餘熱留連而不去。和陽必以陰，百合同知母，泉水以清其餘熱，而陽邪自化也。

按：初病邪重，故上節言救言攻。此病後餘邪，當用和法。

百合病吐之後者，百合雞子黃湯（二十七）**主之。**

其得之吐後者，吐從上逆，較發汗更傷元氣，陰火得以上乘，清竅爲之蒙蔽矣。故以雞子黃之純陰養血者，佐百合以調和心肺，是亦用陰和陽矣。

百合病下之後者，百合滑石代赭湯（二十八）**主之。**

其得之於下後者，下多傷陰，陰虛則陽往乘之，所以有下焦之熱象。百合湯內加滑石代赭，取其鎮逆利竅以通陽也，是謂用陽和陰法。

百合病，不經吐下、發汗，病形如初者，百合地黃湯（二十九）**主之。**

不經吐下發汗，正雖未傷，而邪熱之襲於陰陽者，未必透解，所以致有百合病之變也。病形如初，指百合病首節而言。地黃取汁，下血分之瘀熱，故云大便當如漆，非取其補也。百合以清氣分之餘熱，爲陰陽和解法。

百合病一月不解，變成渴者，百合洗方主之。

百合病至一月不解，纏綿日久，變成渴者，津液消耗，求水以自滋也。渴而不致下消，病猶在肺，肺主皮毛，故以百合湯洗之，使毛脈事行精氣於腑也。食煮餅，假麥氣以助津液，勿以鹽豉，恐奪津增渴也。

百合病渴不差者，栝蔞牡蠣散（三十）**主之。**楊云：此條證比上條較重。

雄按：尤在涇曰：病變成渴，與百合洗方而不瘥者，熱盛而津液傷也。栝蔞根苦寒，生津止渴，牡蠣鹹寒，引熱下行，不使上鑠也。此註已極該括，陳註較遜，故從尤本。

百合病變發熱者，百合滑石散（三十一）**主之。**

變發熱者，餘邪鬱久淫於肌表，熱歸陽分也。百合清金退熱，加滑石以利竅通陽。曰當微利，指小便利言，謂熱從小便去也。

狐蜮之爲病，狀如傷寒，默默欲眠，目不得閉，臥起不安，蝕於喉爲蜮，蝕於陰爲狐，不欲飲食，惡聞食臭也。其面目乍赤乍黑乍白，蝕於上部則聲嗄，甘草瀉心湯（三十二）主之。蝕於下部則咽乾，苦參湯洗之。蝕於肚者，雄黃熏之。

百合病是餘熱留連於氣機者，狐蜮病是餘毒停積於幽陰者。狐蜮水蟲也，原疫邪不外濕熱，久留不散，積而生蟲。顧聽泉云：疫邪久留，人不活矣，久留上宜加餘邪二字。喉與二陰爲津液濕潤之處，故蟲生於此也。聲嗄因知其蝕於喉，咽乾而知其蝕於陰者，因其熱鬱於下，津液不能上升也。餘熱內鬱，故狀似傷寒。內熱故默默欲眠，內煩故目不得閉，臥起不安，面目乍赤乍黑乍白，以熱邪隱見不常，非蟲動也。苦參、雄黃，皆燥濕殺蟲之品，甘草瀉心，不特使中氣運而濕熱自化，抑亦苦辛雜用，足勝殺蟲之任也。署參尤氏。

病者，脈數無熱，微煩默默但欲臥，汗出，初得之三、四日，目赤如鳩眼，七、八日目四眥黑，若能食，膿已成，赤豆當歸散（三十三）主之。

此疫邪熱毒蘊伏於內也，故有脈數身不熱，微煩欲臥之證。初得之汗出，表氣尚通也。至三、四日目赤如鳩眼，熱傷血分也；七、八日目眥黑，血已腐敗也。能食者病不在胸腹，膿成於下也。赤小豆清熱去濕，兼以解毒，當歸和血化膿，使毒從下解也。

先輩喻嘉言，將辨脈篇中清邪中上焦，濁邪中下焦一節，爲仲景論疫根據，可謂獨具隻眼者矣。其治法以逐穢爲第一義，上焦如霧，升而逐之，兼以解毒。中焦如漚，疏而逐之，兼以解毒。下焦如瀆，決而逐之，兼以解毒。此論識超千古。雄按：林北海亦云：喻氏論疫高出千古，直發前人所未發。蓋仲景於吐利霍亂等，不過感一時冷熱之氣者，猶且論及。而謂疫病之爲流行大毒者，反不之及耶？然則《傷寒論》中之必有疫證。是非臆說。坤學識淺陋，不敢妄自搜羅，擾亂經旨，但將《傷寒》、《金匱》中證治，與風寒等法不合寓有毒意者，均歸之疫。

雄按：守真論溫，鳳逵論暑，又可論疫，立言雖似創闢，皆在仲景範圍內也。

楊按：此篇搜輯甚佳，俱古人所未及。然原論不可解處甚多，其用方與病不相登對處亦有之，讀者師其意，而於其不可解者，勿強事穿鑿則善矣。

汪按：此評大妙。如此方不爲昔人所愚，所謂盡信書，不如無書也。

卷三

葉香巖外感溫熱篇

章虛谷曰：仲景論六經外感，祇有風寒暑濕之邪，論溫病由伏氣所發，而不及外感，或因書有殘闕，皆未可知。後人因而穿鑿附會，以大青龍、越婢等湯證治爲溫病，而不知其實治風寒化熱之證也。其所云太陽病發熱而渴爲溫病，是少陰伏邪出於太陽，以其熱從內發，故渴而不惡寒。若外感溫病，初起卻有微惡寒者，以風邪在表也。亦不渴，以內無熱也。似傷寒而實非傷寒。如辨別不清，多致誤治，因不悟仲景理法故也。蓋風爲百病之長，而無定體。如天時寒冷，則風從寒化而成傷寒，溫暖則風從熱化而爲溫病。

以其同爲外感，故證狀相似，而邪之寒熱不同，治法迥異，豈可混哉！二千年來，紛紛議論，不能剖析明白。我朝葉天士始辯其源流，明其變化，不獨爲後學指南，而實補仲景之殘闕，厥功大矣。爰釋其義，以便覽焉。

溫邪上受，首先犯肺，逆傳心包，肺主氣屬衛，心主血屬營，辨營衛氣血雖與傷寒同，若論治法，則與傷寒大異也。

華岫雲曰：邪從口鼻而入，故曰上受。但春溫，冬時伏寒藏於少陰，遇春時溫氣而發，非必上受之邪也。則此所論溫邪，乃是風溫濕溫之由於外感者也。

吳鞠通曰：溫病由口鼻而入，自上而下，鼻通於肺，肺者皮毛之合也。《經》云：皮應天，爲萬物之大表。天屬金，人之肺亦屬金，溫者火之氣，風者火之母，火未有不克金者，故病始於此。

諸邪傷人，風爲領袖，故稱百病之長。即隨寒熱溫涼之氣變化爲病，故《經》言其善行而數變也。身半以上天氣主之，爲陽；身半以下地氣主之，爲陰。風從寒化屬陰，故先受於足經；風從熱化屬陽，故先受於手經。所以言溫邪上受，首先犯肺者，由衛分而入肺經也。以衛氣通肺，營氣通心，而邪自衛入營，故逆傳心包也。《内經》言：心爲一身之大主而不受邪，受邪則神去而死。凡言邪之在心者，皆心之包絡受之，蓋包絡爲心之衣也。心屬火，肺屬金，火本克金，而肺邪反傳於心，故曰逆傳也。風寒先受於足經，當用辛溫發汗；風溫先受於手經，宜用辛涼解表。上下部異，寒溫不同，故治法大異，此傷寒與溫病，其初感與傳變皆不同也。不標姓氏者，皆章氏原釋。

雄按：《難經》從所勝來者爲微邪，章氏引爲逆傳心包解，誤矣。蓋溫邪始從上受，病在衛分，得從外解，則不傳矣。第四章云：不從外解，必致裹結，是由上焦氣分以及中下二焦者爲順傳，惟包絡上居膻中，邪不外解，又不下行，易於襲入，是以内陷營分者爲逆傳也。然則溫病之順傳，天士雖未點出。楊云：肺與心相通，故肺熱最易入心。天士有見於此，故未言順傳，而先言逆傳也。而細繹其議論，則以邪從氣分下行爲順，邪入營分内陷爲逆也。楊云：二語最精確。汪按：既從氣分下行爲順，是必非升提所宜矣。俗醫輒云防其内陷，妄用升提，不知此内陷乃邪入營分，非真氣下陷可比。苟無其順，何以爲逆！章氏不能深究，而以生克爲解，既乖本旨，又悖經文，豈越人之書竟未讀耶！

蓋傷寒之邪留戀在表，然後化熱入裏，溫邪則熱變雄按：《唐本》作『化熱』。最速，未傳心包邪尚在肺，肺主氣其合皮毛，《唐本》作『肺合皮毛而主氣』。故云在表。在表《唐本》無此二字。初用辛涼何以首節章釋改辛平，今證正之。輕劑，挾風則加入《唐本》無『則入』二字。薄荷、牛蒡之屬，挾濕加蘆根、滑石之流，或透風於熱外，或滲濕於熱下，不與熱相搏，勢必孤矣。

傷寒邪在太陽，必惡寒甚，其身熱者，陽鬱不伸之故，而邪未化熱也，傳至陽明，其邪化熱則不惡寒，始可用涼解之法。若有一分惡寒，仍當溫散。蓋以寒邪陰凝，故須麻桂猛劑。若溫邪爲陽，則宜輕散。倘重劑大汗而傷津液，反化燥火，則難治矣。始初解表用辛涼，須避寒凝之品，恐遏其邪反不易解也。或遇陰雨連綿，濕氣感於皮毛，須解其表濕，使熱外透易解。否則濕閉其熱而內侵，病必重矣。其挾內濕者，清熱必兼滲化之法，不使濕熱相搏，則易解也。署參拙意。

不爾風挾溫熱而燥生，清竅必乾，謂水主之氣，不能上榮，兩陽相劫也。濕與溫合，蒸鬱而蒙蔽於上，清竅爲之壅塞，濁邪害清也。其病有類傷寒，其《唐本》無此字驗之之法，傷寒多有變證，溫熱雖久，在一經不移，以此爲辨。《唐本》作『總在一經爲辨』，《章本》作『而少傳變爲辨』，較妥。

胃中水谷，由陽氣化生津液，故陽虛而寒者，無津液上升；停飲於胃，遏其陽氣，亦無津液上升，而皆燥渴。仲景已備論之。此言風熱兩陽邪，卻其津液，而成燥渴，其因各不同，則治法迥異也。至風雨霧露之邪受於上焦，與溫邪蒸鬱，上蒙清竅，如仲景所云，頭中寒濕，頭痛鼻塞，納藥鼻中一條，雖與溫邪蒙蔽相同，又有寒熱不同也。傷寒先受於足經，足經脈長而多傳變；溫邪先受於手經，手經脈短故少傳變，是溫病傷寒之不同，皆有可辨也。

雄按：上第一章。統言風溫濕溫與傷寒證治之不同，而章氏分三節以釋之也。

前言辛涼散風，甘淡驅濕，若病仍不解，是漸欲入營也。營分受熱，則血液受《章本》作『被』。劫，心神不寧，夜甚無寐，成斑點隱隱，即撤去氣藥。如從風熱陷入者，用犀角竹葉之屬；如從濕熱陷入者，《唐本》『者』下有『用』字。犀角花露之品，參入涼血清熱方中；若加煩躁大便不通，金汁亦可加入；老年或平素有寒者，以人中黄代之，急急《唐本》作『速』。透斑爲要。

熱入於營，舌色必絳，風熱無濕者，舌無苔或有苔亦薄也。熱兼濕者，必有濁苔而多痰也。然濕在表分者，亦無苔。雄按：亦有薄苔。其脈浮部必細濇也。此論先生口授及門，以吴人氣質薄弱，故用藥多輕淡，是因地制宜之法，與仲景之理法同，而方藥不同。或不明其理法，而但倣用輕淡之藥，是傚顰也。或又以吴又可爲宗者，又謂葉法輕淡如兒戲不可用，是皆坐井論天者也。雄按：又可亦是吴人。

雄按：仲景論傷寒，又可論疫證，麻、桂、達原，不嫌峻猛。此論溫病，僅宜輕解，況本條所列，乃上焦之治，藥重則過病所。吴茭山云：凡氣中有熱者，當行清涼薄劑。吴鞠通亦云：治上焦如羽，非輕不舉也。觀後章論中下焦之治，何嘗不用白虎、承氣等法乎！章氏未深探討，曲爲蓋護，毋乃視河海爲不足，而欲以涓益之耶。華岫雲曾云：或疑此法僅可治南方柔弱之軀，不能治北方剛勁之質。余謂不然，其用藥有極輕清極平淡者，取效更捷，苟能悟其理，則藥味分量或可權衡輕重，至於治法則不可移易。蓋先生立法之所在，即理之所在，不遵其法，則治不循理矣。南北之人強弱雖殊，感病之由則一也，其補瀉溫涼，豈可廢繩墨而出範圍之外乎！况姑蘇商旅云集，所治豈皆吳地之人哉！不必因其輕淡而疑之也。又葉氏、景岳發揮云：西北人亦有弱者，東南人亦有強者，不可執一而論。故醫者必先議病，而後議藥，上焦溫證治必輕清，此一定不易之理法，天士獨得之心傳，不必章氏曲爲遮飾也。

汪按：急急透斑，不過涼血清熱解毒，俗醫必以胡荽、浮萍、櫻桃核、西河柳爲透法，大謬。

若斑出熱不解者，胃津亡也，主以甘寒，重則如玉女煎，《唐本》無『如』字。輕則如梨皮、蔗漿之類。或其人腎水素虧，雖未及下焦，《唐本》『雖』上有『病』字。先自彷徨矣，《唐本》作『每多先事彷徨』。必驗之於舌，《唐本》『必』上有『此』字。如甘寒之中，加入鹹寒，務在先安未受邪之地，恐其陷入易易《唐本》無此二字。耳。

尤拙吾曰：蘆根、梨汁、蔗漿之屬，味甘涼而性濡潤，能使肌熱除而風自息，即《內經》風淫於內，治以甘寒之旨也。斑出則邪已透發，理當退熱，其熱仍不解，故知其胃津亡，水不濟火，當以甘寒生津。若腎水虧者，熱尤難退，故必加鹹寒，如元參、知母、阿膠、龜版之類，所謂壯水之主以制陽光也。如仲景之治少陰傷寒，邪本在經，必用附子溫臟，即是先安未受邪之地，恐其陷入也。熱邪用鹹寒滋水，寒邪用鹹熱助火，藥不同而理法一也。驗舌之法詳後。

雄按：此雖先生口授及門之論，然言簡義賅，不可輕移一字。本條主以甘寒，重則如玉女煎者，言如玉女煎之石膏、地黄同用，以清未盡之熱，而救已亡之液。以上文曾言邪已入營，故變白虎加人參法，而爲白虎加地黄法，楊云：慧心明眼，絕世聰明。不曰白虎加地黄，而曰如玉女煎者，以簡捷爲言耳。唐本删一如字，徑作『重則玉女煎』，是印定爲玉女煎之原方矣。鞠通、虚谷因而襲誤。豈知胃液雖亡，身熱未退，熟地、牛膝安可投乎！余治此證，立案必先正名，曰白虎加地黄湯，斯爲清氣血兩燔之正法。至必驗之於舌，乃治溫熱之要旨，故先發之於此，而後文乃詳言之，唐氏於『必』上加一『此』字，則驗舌之法，似僅指此條言者。可見一言半語之間，未可輕爲增損也。汪按：此條辨析甚當。心細如髮，斯能膽大於身也。

若其邪始終在氣分流連者，可冀其戰汗透邪，法宜益胃，令邪與汗併，熱達腠開，邪從汗出。解後胃氣空虛，當膚冷一晝夜，待氣還自溫暖如常矣。蓋戰汗而解，邪退正虛，陽從汗泄，故漸膚冷，未必即成脫證。此時宜令病者，《唐本》無此三字安舒靜臥，以養陽氣來復，旁人切勿驚惶頻頻呼喚，擾其元神。《唐本》作『氣』。使其煩躁。《唐本》無此句。但診其脈若虛軟和緩，雖倦臥不語，汗出膚冷，卻非脫證。若脈急疾，躁擾不臥，膚冷汗出，便爲氣脫之證矣。楊云：辨證精悉。更有邪盛正虛，不能一戰而解，停一二日再戰汗而愈者，不可不知。

魏柳洲曰：脈象忽然雙伏，或單伏，而四肢厥冷，或爪甲青紫，欲戰汗也，宜熟記之。

邪在氣分，可冀戰汗，法宜益胃者，以汗由胃中水穀之氣所化，水穀氣旺與邪相併而化汗，邪與汗俱出矣。故仲景用桂枝湯治風傷衛，服湯後令啜稀粥，以助出汗。若胃虛而發戰，邪不能出，反從內入也，故要在辨邪之淺深。若邪已入內而助胃，是助邪反害矣。故如風寒溫熱之邪，初在表者，可用助胃以托邪。若暑疫等邪，初受即在膜原而當胃口，無助胃之法可施，雖虛人亦必先用開達，若誤補其害匪輕也。戰解後膚冷復溫，亦不可驟進補藥，恐餘邪未淨復熾也。至氣脫之證，尤當細辨，若脈急疾躁擾不臥而身熱無汗者，此邪正相爭，吉兇判在此際，如其正能勝邪，卻即汗出身涼脈靜安臥矣。倘汗出膚冷而脈反急疾，躁擾不安，即爲氣脫之候。或汗已出而身仍熱，其脈急疾而煩躁者，此正不勝邪，即《內經》所云陰陽交，交者死也。

雄按：上第二章，以心肺同居膈上，溫邪不從外解，易於逆傳，故首節言內陷之治，次明救液之法，末言不傳營者，可以戰汗而解也。第邪既始終流連氣分，豈可但以初在表者爲釋？蓋章氏疑益胃爲補益胃氣，故未能盡合題旨。夫溫熱之邪，迥異風寒，其感人也，自口鼻入，先犯於肺，不從外解，則裏結而順傳於胃。胃爲陽土，宜降宜通，所謂腑以通爲補也，故下章即有分消走泄以開戰汗之門戶云云。可見益胃者，在疏泄其樞機，灌溉湯水，俾邪氣松達，與汗偕行，則一戰可以成功也。楊云：此與章註均有至理，不可偏廢，學者兼觀並識，而於臨證時，擇宜而用之則善矣。即暑疫之邪在膜原者，治必使其邪熱潰散，直待將戰之時，始令多飲米湯或白湯，以助其作汗之資。審如章氏之言，則疫證無戰汗之解矣，且戰汗在六、七朝或旬餘者居多，豈竟未之見耶！若待補益而始戰解者，間亦有之，以其正氣素弱耳，然亦必非初在表之候也。

再論氣病有不傳血分，而邪留三焦，亦如《唐本》作『猶之』。傷寒中少陽病也，彼則和解表裏之半，此則分消上下之勢，隨證變法，如近時杏、樸、苓等類，或如溫膽湯（九十七）之走泄，因其仍在氣分，猶如望其《唐本》作『猶有』。戰汗之門戶，轉瘧沈堯封曰：邪氣中人，所入之道不一，風寒由皮毛而入，故自外漸及於裏。溫熱由口鼻而入，伏於脾胃之膜原，與胃至近，故邪氣向外，則由太陽少陽轉出。邪氣向裏，則徑入陽明。

經言三焦膀胱者，腠理毫毛其應，而皮毛爲肺之合，故肺經之邪不入營而傳心包，即傳於三焦，其與傷寒之由太陽傳陽明者不同。傷寒傳陽明，寒邪化熱，即用白虎等法，以陽明陽氣最盛故也。凡表裏之氣，莫不由三焦升降出入，而水道由三焦而行，故邪初入三焦，或胸脇滿悶，或小便不利，此當展其氣機，雖溫邪不可用寒涼遏之，如杏、樸、溫膽之類。辛平甘苦以利升降而轉氣機，開戰汗之門戶，爲化瘧之丹頭。此中妙理，非先生不能道出，以啟後學之性靈也。不明此理，一聞溫病之名，即亂投寒涼，反使表邪之機括。《唐本》有「也」字。

內閉，其熱更甚。於是愈治而病愈重，至死而不悟其所以然，良可慨也。

雄按：章氏此釋，於理頗通，然於病情尚有未協也。其所云分消上下之勢者，以杏仁開上，厚樸宣中，茯苓導下，似指濕溫，或其人素有痰飲者而言，故溫膽湯亦可用也。楊云：此釋精確，勝章註遠甚。試以《指南》溫濕各案參之自見。若風溫流連氣分，下文已云到氣才可清氣，所謂清氣者，但宜展氣化以輕清，如梔、芩、蔞、葦等味是也。雖不可遽用寒滯之藥，而厚樸、茯苓亦爲禁劑。彼一聞溫病即亂投寒涼，固屬可慨，汪按：今人畏涼藥，並輕清涼解每多疑慮，至溫補升燥，則恣用無忌，實此等醫人階之厲也。而不辨其有無濕滯概用枳、樸，亦豈無遺憾乎，至轉瘧之機括一言，原指氣機通達，病乃化瘧則爲邪殺也，從此迎而導之，病自漸愈。奈近日市醫，既不知溫熱爲何病，柴、葛、羌、防，隨手浪用，且告病家曰：須服幾劑柴胡，提而爲瘧，庶無變端。病家聞之，無不樂從，雖至危殆，猶曰提瘧不成，病是犯真，故病家死而無怨，醫者誤而不悔，彼此夢夢，亦可慨也夫。汪按：此辨尤精當明析，切中時弊。

又按：五種傷寒，惟感寒即病者爲正傷寒。乃寒邪由表而受，治以溫散，尤必佐以甘草、薑、棗之類，俾助中氣以托邪外出，亦杜外邪而不使內入。倘邪在半表半裏之界者，治宜和解，可使轉而爲瘧。其所感之風寒較輕而入於少陽之經者，不爲傷寒，則爲正瘧。脈象必弦，皆以小柴胡湯爲主方。設冬傷於寒而不即病，則爲春溫、夏熱之證，其較輕者，則爲溫瘧、癉瘧，軒岐仲景皆有明訓，何嘗概以小柴胡湯發治之耶！若感受風溫、濕溫、暑熱之邪者，重則爲時感，輕則爲時瘧，而溫熱、暑濕諸感證之邪氣流連者，治之得法，亦可使之轉瘧而出。統而論之，則傷寒有五，瘧亦有五。蓋有一氣之感證，即有一氣之瘧疾，不過重輕之別耳。今世溫熱多而傷寒少，故瘧亦時瘧多而正瘧少，溫熱暑濕既不可以正傷寒法治之，時瘧豈可以正瘧法治之哉？其間二日而作者，正瘧有之，時瘧亦有之，名曰三陰瘧，以邪入三陰之經也，不可誤解爲必屬陰寒之病。醫者不知五氣皆能爲瘧，顢頇施治，罕切病情，故世人患瘧，多有變證，或至纏綿歲月，以致俗人有瘧無正治，疑爲鬼祟等說。然以徐洄溪、魏玉横之學識，尚不知此，況其他乎！惟葉氏精於溫熱、暑濕諸感，故其治瘧也，一以貫之。余師其意，治瘧鮮難愈之證。曩陳仰山封翁詢余曰：君何治瘧之神哉？殆別有秘授也。余謂：何秘之有！第不惑於昔人之謬論，而辨其爲風溫、爲濕溫、爲暑熱、爲伏邪，仍以時感法清其源耳。近楊素園大令重刻余案，評云：案中所載多溫瘧、暑瘧，故治多涼解，但溫瘧、暑瘧雖宜涼解，尤當辨其邪之在氣、在營也。繆仲淳善治暑瘧，而用當歸、牛膝、鱉甲、首烏等血分藥於陽明證中，亦屬非法。

若濕溫爲瘧，與暑邪挾濕之瘧，其濕邪尚未全從熱化者，極要留意。況時瘧之外，更有瘀血、頑痰陽維爲病等證，皆有寒熱如瘧之象，最宜諦審。案中諸治暑備，閱者還須於涼解諸法中，縷析其同異焉。

大凡看法，衛之後方言氣，營之後方言血。在衛汗之可也，到氣才可《唐本》作『宜』。清氣，入營《唐本》作『乍入營分』。猶可透熱轉氣，《唐本》作『仍轉氣分而解』。如犀角、元參、羚羊角等物。《唐本》有『是也』二字。入血《唐本》作『至入於血』。就《唐本》作『則』。恐耗血動血，直須涼血散血，加生地、丹皮、阿膠、赤芍等物，《唐本》有『是也』二字。否則《唐本》作『若』。前後《唐本》無此二字。不循緩急之法，慮其動手便錯，《唐本》有『耳』字。反致慌張矣。《唐本》無此句。

仲景辨六經證治，於一經中，皆有表裏淺深之分。溫邪雖與傷寒不同，其始皆由營衛，故先生於營衛中又分氣血之淺深，精細極矣。凡溫病初感，發熱而微惡寒者，邪在衛分。不惡寒而惡熱，小便色黃，已入氣分矣；若脈數舌絳，邪入營分。若舌深絳，煩擾不寐，或夜有讝語，已入血分矣。邪在衛分汗之，宜辛涼輕解。雄按：首章本文云，初用辛涼輕劑，華岫雲註此條云：辛涼開肺便是汗劑。章氏註此云：宜辛平表散，不可用涼，何謬妄乃爾！今特正之。清氣熱，不可寒滯，反使邪不外達而內閉，則病重矣。故雖入營，猶可開達轉出氣分而解，倘不如此細辨施治，動手便錯矣。故先生爲傳仲景之道脈，迥非諸家之立言所能及也。雄按：誠如君言，何以屢屢擅改初用辛涼之文乎！

雄按：外感溫病，如此看法，風寒諸感，無不皆然，此古人未達之旨。近惟王清任知之。若伏氣溫病，自裏出表，乃先從血分而後達於氣分，芷卿云：論伏氣之治，精識直過前人，然金鍼雖度，其如聾工之聾聵何？故起病之初，往往舌潤而無苔垢，但察其脈軟而或弦，或微數，口未渴而心煩惡熱，即宜以清解營陰之藥，迨邪從氣分而化，苔始漸布，然後再清其氣分可也。伏邪重者，初起即舌絳咽乾，甚有肢冷脈伏之假象，亟宜大清陰分伏邪，繼必厚膩黃濁之苔漸生，此伏邪與新邪先後不同處，更有邪伏深沉，不能一齊外出者。雖治之得法，而苔退舌淡之後，一、二日舌復乾絳，苔復黃燥，正如抽蕉剝繭層出不窮，不比外感溫邪，由衛及氣自營而血也。楊云：閱歷有得之言，故語語精實，學者所當領悉也。秋月伏暑證，輕淺者邪伏膜原，深沉者亦多如此。苟閱歷不多，未必知其曲折乃爾也，附識以告留心醫學者。余醫案中凡先治血分，後治氣分者，皆伏氣病也，雖未點明，讀者當自得之。

且吾吳濕邪害人最廣，《唐本》作『多』。如面色白者，須要顧其陽氣，濕勝則陽微也，法應清涼。《唐本》法上有『如』字。然《唐本》作『用』。到十分之六、七，即不可過於寒《唐本》無此二字。涼，恐成功反棄。何以故耶？《唐本》無此二句，有『蓋恐』二字。濕熱一去，陽亦衰微也。面色蒼者，須要顧其津液，清涼到十分之六、七，往往熱減身寒者，不可就《唐本》作『便』。云虛寒，而投補劑，恐爐煙雖息，灰中有火也。須細察精詳，方少少與之，慎不可直率《唐本》作『漫然』。而往《唐本》作『進』。也。又有酒客裏濕素盛，外邪入裏，裏濕爲合，

（《唐本》作『與之相搏』。）在陽旺之軀，胃濕恒多，在陰盛之體，脾濕亦不少，然其化熱則一。熱病救陰猶易，通陽最難，救陰不在（《唐本》有『補』字。）血，而在津與汗（《唐本》作『養津與測汗』。），通陽不在溫而在利小便。然（《唐本》無此字。）較之雜證，則（《唐本》無此字。）有不同也。

六氣之邪，有陰陽不同。其傷人也，又隨人身之陰陽強弱變化而爲病。面白陽虛之人，其體豐者，本多痰濕，若受寒濕之邪，非薑、附、參、苓不能去，若濕熱亦必粘滯難解，須通陽氣以化濕，若過涼則濕閉而陽更困矣。面蒼陰虛之人，其形瘦者內火易動，濕從熱化，反傷津液，與陽虛治法正相反也。胃濕脾濕雖化熱則一，而治法有陰陽不同。如仲景云：身黃如橘子色而鮮明者，此陽黃胃濕，用茵陳蒿湯（十七）。其云色如熏黃而沉晦者，此陰黃脾濕，用梔子柏皮湯（十六），或後世之二妙散（三十四）亦可。救陰在養津，通陽在利小便，發古未發之至理也。測汗者，測之以審津液之存亡，氣機之通塞雄按：熱勝於濕，則黄如橘子色而鮮明；濕勝於熱，則色沉晦而如熏黄。皆屬陽證，而非陰黄也。

雄按：所謂六氣，風、寒、暑、濕、燥、火也。分散陰陽，則《素問》云寒暑六入，暑統風火，陽也；寒統燥濕，陰也。言其變化，則陽中惟風無定體，有寒風、有熱風，陰中則燥濕二氣有寒有熱。至暑乃天之熱氣，流金鑠石。純陽無陰，或去陽邪爲熱，陰邪爲暑者，甚屬不經。經云：熱氣大來，火之勝也，陽之動，始於溫，盛於暑。蓋在天爲熱，在地爲火，其性爲暑，是暑即熱也，並非二氣。或云暑爲兼濕者亦誤也，暑與濕原是二氣，雖易兼感，實非暑中必定有濕也。譬如暑與風亦多兼感，豈可謂暑中必有風耶！若謂熱與濕合始名爲暑，然則寒與風合又將何稱？更有妄立陰暑、陽暑之名者，亦屬可笑。如果暑必兼濕，則不可冠以陽字，若知暑爲熱氣，則不可冠以陰字，其實彼所謂陰者，即夏月之傷於寒濕者耳。設云暑有陰陽，則寒亦有陰陽矣，不知寒者水之氣也，熱者火之氣也，水火定位，寒熱有一定之陰陽。寒邪傳變，雖能化熱而感於人也，從無陽寒之説。人身雖有陰火，而六氣中不聞有寒火之名。暑字從日，日爲天上之火。寒字從仌，仌爲地下之水，暑邪易入心經，寒邪先犯膀胱，霄壤不同，各從其類。故寒暑二氣，不比風燥濕有可陰可陽之不同也。況夏秋酷熱始名爲暑，冬春之熱，僅名爲温，而風寒燥濕，皆能化火。今曰六氣之邪有陰陽之不同，又隨人身之陰陽變化，毋乃太無分别乎！至面白體豐之人，既病濕熱，應用清涼，本文業已明言，但病去六、七，不可過用寒涼耳，非謂病未去之初不可用涼也。今云與面蒼形瘦之治法正相反，則未去六、七之前，亦當如治寒濕之用薑、附、參、术矣。陽奉陰違，殊乖詮釋之體。若脾濕陰黄，又豈梔柏湯苦寒純陰之藥可治哉！本文云救陰不在血而在津與汗，言救陰須用充液之藥，以血非易生之物，而汗需津液以化也。唐本，於血津上加補養字，已屬蛇足，於汗上加測字，則更與救字不貫。章氏仍之，陋矣！上第三章。

又按：寒暑燥濕風，乃五行之氣合於五臟者也。惟暑獨盛於夏令，火則四時皆有，析而言之，故曰六氣。然三時之暖燠，雖不可以暑稱之，亦何莫非麗日之煦照乎？須知暑即日之氣也。日爲衆陽之宗，陽燧承之，火立至焉。以五行論，言暑則火在其中矣，非五氣外另有一氣也。若風寒燥濕，悉能化火，此由鬱遏使然，又不可與天之五氣統同而論矣。

又按：茅雨人云：本文謂濕勝則陽微，其實乃陽微故致濕勝也。此辨極是，學者宜知之。

再論三焦不得《唐本》無此字。從外解，必致成《唐本》無此字。裏結，時結於何？在陽明胃與腸也。亦須用下法，不可以氣血之分就《唐本》作『謂其』。不可下也。但《唐本》作『惟』。傷寒邪熱在裏，劫爍津液，下之宜猛。此多濕邪内搏，下之宜輕。傷寒大便溏爲邪已盡，不可再下。濕溫病大便溏爲邪未盡，必大便硬，慎《唐本》作『乃爲無濕始』。不可再攻也。以糞燥爲無濕矣。《唐本》無此句。

胃爲臟腑之海，各臟腑之邪皆能歸胃，況三焦包羅臟腑，其邪之入胃尤易也。傷寒化熱，腸胃乾結，故下宜峻猛。濕熱凝滯，大便本不乾結，以陰邪瘀閉不通，若用承氣猛下，其行速而氣徒傷，濕仍膠結不去，故當輕法頻下。如下文所云小陷胸、瀉心等，皆爲輕下之法也。

雄按：傷寒化熱，固是陽邪，濕熱凝滯者，大便雖不乾結，黑如膠漆者有之，豈可目爲陰邪？謂之濁邪可也。惟其誤爲陰邪，故復援溫脾湯下寒實之例，而自詡下陽虛之濕熱，爲深得仲景心法，真未經臨證之言也。似是而非，删去不録。

再人之體，脘在腹上，其地位處於中，《唐本》作『其位居中』。按之痛，或自痛，或痞脹，當用苦泄，以其入腹近也。必驗之於舌，或黃或濁，可以小陷胸湯（二十二）或瀉心湯（三十五）至（三十八），隨證治之，或《唐本》作『若』。白不燥，或黃白相兼，或灰白不渴，慎不可亂投苦泄。其中有外邪未解，裏先結者，或邪鬱未伸，或素屬中冷者，雖有脘中痞悶，宜從開泄。宜通氣滯以達歸於肺，如近俗《唐本》作『世』之杏、蔻、橘、桔等，是輕苦微辛，《唐本》無『是』字。具流動之品可耳。

此言苔白爲寒，不燥則有痰濕，其黃白相兼，灰白而不渴者，皆陽氣不化，陰邪壅滯，故不可亂投苦寒滑泄以傷陽也。其外邪未解而裏先結，故苔黃白相兼而脘痞，皆宜輕苦微辛以宣通其氣滯也。

雄按：凡視溫證，必察胸脘，如拒按者，必先開泄。若苔白不渴多挾痰濕，輕者，橘、蔻、菖、薤；重者，枳實、連、夏皆可用之，雖舌絳神昏，但胸下拒按，即不可率投涼潤，必參以辛開之品，始有效也。上第四章。唐本併以第十一章連爲一章，今訂正之。連上章皆申明邪在氣分之治法，而分別營衛氣血之淺深，身形肥瘦之陰陽，苔色黃白之寒熱，可謂既詳且盡矣。而下又申言察苔以辨證，真千古開群朦也。

再《唐本》無此字。前云舌黃或渴，《唐本》此下有『當用陷胸瀉心』六字。須要有地之黃，若光滑者，乃無形濕熱中有虛象，《唐本》作『已有虛之象』，大忌前法。其臍以上爲大腹，或滿或脹或痛，此必邪已入裏矣，《唐本》無『矣』字。表證必無，或十隻存一，《唐本》作『或存十之一二』。亦要《唐本》作『須』。驗之於舌。或黃甚，或如沈香色，或如灰黃色，或老黃色，或中有斷紋，皆當下之。如小承氣湯（三十九），用檳榔、青皮、枳實、元明粉、何首烏等，《唐本》此下有『皆可』二字。若未見此等舌，不宜用此等法，《唐本》作『藥』。恐其中有濕聚，太陰爲滿，或寒濕錯雜爲痛，或氣壅爲脹，又當以別法治之。《唐本》有『矣』字。

舌苔如地上初生之草，必有根，無根者爲浮垢，刮之即去，乃無形濕熱而胃無結實之邪，故云有中虛之象。若妄用攻瀉傷內，則表邪反陷，爲難治矣。即使有此等舌苔，亦不宜用攻瀉之藥。又如濕爲陰邪，脾爲濕土，故脾陽虛，則濕聚腹滿，按之不堅，雖見各色舌苔而必滑，色黄爲熱，白爲寒，總當扶脾燥濕爲主。熱者，佐涼藥。寒者，非大溫其濕不能去也。若氣壅爲脹，皆有虛實寒熱之不同，更當辨别以利氣、和氣爲主治也。

雄按：上第五章，唐本移作第六章，今訂正之。章氏所釋白爲寒，非大溫，正濕不去是也。然苔雖白而不燥，還須問其口中和否，如口中自覺黏膩，則濕漸化熱，僅可用厚樸、檳榔等苦辛微溫之品。口中苦渴者，邪已化熱，不但大溫不可用，必改用淡滲苦降微涼之劑矣。或渴喜熱飲者，邪雖化熱，而痰飲内盛也，宜溫膽湯加黄連。楊云：原論已極鄭重周詳，此更辨别疑似，細極毫芒，可見心麤膽大者，必非真學問人也。

再黄苔不甚厚而滑者，熱未傷津，猶可清熱透表，若雖薄而乾者，邪雖去而津受傷也，苦重之藥當禁，宜甘寒輕劑可也。《唐本》『可也』作『養之』。

熱初入營，即舌絳苔黄，其不甚厚者，邪結未深，故可清熱，以辛開之藥從表透發，舌滑而津未傷，得以化汗而解。若津傷舌乾，雖苔薄邪輕，亦必秘結難出，故當先養其津，津回舌潤，再清餘邪也。

雄按：上第六章，唐本移作第七章，今訂正之。此二章，論黄苔各證治法之不同。

再論其熱傳營，舌色必絳，絳，深紅色也。初傳絳色中兼黄白色，此氣分之邪未盡也，泄衛透營，兩和可也。純絳鮮色者，包絡受病唐本作『邪』。也。宜犀角、鮮生地、連翹、鬱金、石菖蒲等，《唐本》此下有『清泄之』三字。延之數日，或平素心虚有痰，外熱一陷，裏絡就《唐本》作『即』。閉，非菖蒲、鬱金等所能開，須用牛黄丸（四十）、至寶丹（四十一）之類以開其閉，恐其昏厥爲痙也。

何報之曰：溫熱病一發便壯熱煩渴，舌正赤而有白苔者，雖滑即當清裏，切忌表藥。

絳者指舌本也，黄白者指舌苔也。舌本通心脾之氣血，心主營，營熱故舌絳也。脾胃爲中土，邪入胃則生苔，如地上生草也。然無病之人常有微薄苔如草根者，即胃中之生氣也；楊云：論舌苔之源甚佳。若光滑如鏡，則胃無生髮之氣，如不毛之地，其土枯矣。胃有生氣而邪入之，其苔即長厚，如草根之得穢濁而長髮也，故可以驗病之虛實寒熱，邪之淺深輕重也。脾胃統一身之陰陽，營衛主一身之氣血，故脾又爲營之源，胃又爲衛之本也。苔兼白，白屬氣，故其邪未離氣分，可用泄衛透營，仍從表解，勿使入內也。純絳鮮澤者，言無苔色，則胃無濁結，而邪已離衛入營，其熱在心包也。若平素有痰，必有舌苔。雄按：絳而澤者，雖爲營熱之徵，實因有痰，故不甚乾燥也，問若胸悶者，尤爲痰據，不必定有苔也，菖蒲、鬱金亦爲此設，若竟無痰，必不甚澤。其心虛血少者，舌色多不鮮赤，或淡晦無神，邪陷多危而難治，於此可卜吉兇也。若邪火盛而色赤，宜牛黃丸。痰濕盛而有垢濁之苔者，宜至寶丹。畧參拙意。

雄按：上第七章，唐本移爲第八章，今訂正之。連下二章辨論種種舌絳證治，是統風溫濕溫而言也。

再色絳而舌中心乾者，乃心胃火燔，劫鑠津液，即黃連、石膏亦可加入。若煩渴煩熱，舌心乾四邊色紅，中心或黃或白者，此非血分也，乃上焦氣熱鑠津，急用涼膈散（四十二），散其無形之熱。再看其後轉變可也。慎勿用血藥以滋膩難散。至舌絳望之若干，手捫之原有津液，此津虧濕熱熏蒸，將成濁痰蒙閉心包也。

熱已入營則舌色絳，胃火鑠液則舌心乾，加黃連、石膏於犀角、生地等藥中，以清營熱而救胃津，即白虎加生地之例也。雄按：此節章氏無註，今補釋之。

其舌四邊紅而不絳，中兼黃白而渴，故知其熱不在血分，而在上焦氣分。當用涼膈散清之，勿用血藥引入血分，反難解散也。蓋胃以通降爲用，若營熱蒸其胃中，濁氣成痰不能下降，反上熏而蒙蔽心包，望之苦乾，捫之仍濕者，是其先兆也。

雄按：上第八章，唐本與第九章顛倒竄亂，今訂正之。

再有熱傳營血，其人素有瘀傷宿血在胸膈中，挾熱而搏《唐本》無此四字。其舌色必紫而暗，捫之濕，當加入散血之品，如琥珀、丹參、桃仁、丹皮等。不爾瘀血與熱爲伍，阻遏正氣，遂變如狂、發狂之證。若紫而腫大者，乃酒毒衝心。若紫而乾晦者，腎肝色泛也，難治。

何報之曰：酒毒內蘊，舌必深紫而赤，或乾涸，若淡紫而帶青滑，則爲寒證矣。須辨。

舌紫而暗，暗即晦也，捫之潮濕不乾，故爲瘀血。其晦而乾者，精血已枯，邪熱乘之，故爲難治。腎色黑，肝色青，青黑相合而見於舌，變化紫晦，故曰腎肝色泛也。雄按：此舌雖無邪熱，亦難治。酒毒衝心，急加黃連清之。

雄按：此節唐本作第十章。

舌色絳而上有黏膩似苔非苔者，中挾穢濁之氣，急加芳香逐之。舌絳欲伸出口，而抵齒難驟伸者，痰阻舌根，有內風也。舌絳而光亮，胃陰亡也，急用甘涼濡潤之品。若舌絳而乾燥者，火邪劫營，涼血清火爲要。舌絳而有碎點，白黃者，當生疳也。大紅點者，熱毒乘心也，用黃連、金汁。其有雖絳而不鮮，乾枯而痿者，腎陰涸也。急以阿膠、雞子黃、地黃、天冬等救之，緩則恐涸極而無救也。

尤拙吾曰：陽明津涸舌乾口燥者，不足慮也。若並亡其陽則殆矣。少陰陽虛汗出而厥者，不足慮也，若並亡其陰則危矣。是以陽明燥渴，能飲冷者生，不能飲者死。少陰厥逆，舌不乾者生，乾者死。

挾穢者，必加芳香以開降胃中濁氣而清營熱矣。痰阻舌根，由內風之逆，則開降中又當加辛涼鹹潤以息內風也。脾腎之脈皆連舌本，亦有脾腎氣敗而舌短不能伸者，其形貌面色亦必枯瘁，多爲死證，不獨風痰所阻之故也。其舌不鮮，乾枯而痿，腎陰將涸，亦爲危證。而黃連、金汁，並可治痟也。

雄按：光絳而胃陰亡者，炙甘草湯（十三）去薑、桂，加石斛，以蔗漿易飴糖。乾絳而火邪劫營者，晉三犀角地黃湯（四十三），加元參、花粉、紫草、銀花、丹參、蓮子心、竹葉之類。若尤氏所云，不能飲冷者，乃胃中氣液兩亡，宜復脈湯原方。汪按：以蔗漿易飴糖，巧妙絕倫，蓋溫證雖宜甘藥，又不可滯中也。

其有舌獨中心絳乾者，此胃熱心營受爍也，當於清胃方中加入清心之品，否則延及於尖爲津乾火盛也。舌尖絳獨乾，此心火上炎，用導赤散（四十四），瀉其腑。

其乾獨在舌心舌尖，又有熱邪在心兼胃之別，尖獨乾是心熱，其熱在氣分者必渴，以氣熱劫津也。熱在血分，其津雖耗，其氣不熱，故口乾而不渴也。多飲能消水者爲渴，不能多飲但欲潤者爲乾。又如血分無熱而口乾者，是陽氣虚不能生化津液，與此大不同也。

雄按：上第九章，唐氏竄入第八章，今釐正之。舌心是胃之分野，舌尖乃心之外候，心胃兩清，即白虎加生地、黄連、犀角、竹葉、蓮子心也。津乾火盛者，再加西洋參、花粉、梨汁、蔗漿可耳。心火上炎者，導赤湯入童溲尤良。

再舌苔白厚而乾燥者，此胃燥氣傷也。滋潤藥中加甘草，今甘守津還之意。舌白而薄者，外感風寒也，當疏散之。若白乾薄《唐本》作『白薄而乾』。者，肺津傷也，加麥冬、花露、蘆根汁等輕清之品，爲上者上之也。若白苔絳底《唐本》作『苔白而底絳』。者，濕遏熱伏也。當先泄濕透熱，防其就《唐本》作『即』。乾也，勿擾之《唐本》作『此可勿擾』。再從裏《唐本》下有『而』字。透於外則變潤矣。初病舌就《唐本》作『即』。乾，神不昏者，急加養正透邪之藥；若神已昏，此内匱矣，《唐本》『矣』字在下句之末。不可救藥。

苔白而厚，本是濁邪，乾燥傷津，則濁結不能化，故當先養津而後降濁也。肺位至高，肺津傷，必用輕清之品，方能達肺，若氣味厚重而下走，則反無涉矣。故曰上者上之也。雄按：此釋甚明白，何以第二章釋爲因地制宜，而譏他人儆㩲也。濕遏熱伏，必先用辛開苦降以泄其濕，濕開熱透，故防舌乾，再用苦辛甘涼從裏而透於外，則胃氣化而津液輪布，舌即變潤，自能作汗，而熱邪亦可隨汗而解。若初病舌即乾，其津氣素竭也，急當養正，畧佐透邪。若神已昏，則本元敗而正不勝邪，不可救矣。

雄按：有初起舌乾而脈滑脘悶者，乃痰阻於中而液不上潮，未可率投補益也。

又不拘何色，舌上生芒刺者，皆是上焦熱極也。當用青布拭冷薄荷水揩之，即去者輕，旋即生者險矣。

生芒刺者，苔必焦黄或黑。無苔者，舌必深絳。其苔白或淡黄者，胃無大熱，必無芒刺。或舌尖，或兩邊有小赤瘰，是營熱鬱結，當開泄氣分以通營清熱也。上焦熱極者，宜涼膈散（四十二）主之。

雄按：秦皇士云：凡渴不消水，脈滑不數，亦有舌苔生刺者，多是表邪挾食，用保和加竹瀝、萊菔汁，或梔、豉加枳實並效。若以寒涼抑鬱，則讝語發狂愈甚，甚則口噤不語矣。有斑疹內伏，連用升提而不出，用消導而斑出神清者。若葷腥油膩，與邪熱斑毒紐結不解，唇舌焦裂，口臭牙疳，煩熱昏沉，與以尋常消導，病必不解，徒用清裏，其熱愈甚。設用下奪，其死更速，惟用升麻葛根湯以宣發之，重者非升麻清胃湯不能清理腸胃血分中之膏粱積熱，或再加山楂、檳榔，多有生者。愚謂病從口入，感證夾食爲患者不少，秦氏著《傷寒大白》，於六法外特補消導一門，未爲無見。所用萊菔汁，不但能消痰食，即燥火閉鬱，非此不清。用得其當，大可起死回生。郭雲臺極言其功，余每與海蛇同用。其功益懋。

舌苔不燥，自覺悶極者，屬脾濕盛也。或有傷痕血跡者，必問曾經搔挖否？不可以有血而便爲枯證，仍從濕治可也。再有神情清爽，舌脹大不能出口者，此脾濕胃熱，鬱極化風，而毒延口也。用大黄磨入當用劑內，則舌脹自消矣。

何報之曰：凡中宫有痰飲水血者，舌多不燥，不可誤認爲寒也。

三焦升降之氣，由脾鼓運，中焦和則上下氣順。脾氣弱則濕自内生，濕盛而脾不健運，濁壅不行，自覺悶極。雖有熱邪，其内濕盛而舌苔不燥，當先開泄其濕，而後清熱，不可投寒凉以閉其濕也。神情清爽而舌脹大，故知其邪在脾胃，若神不清，即屬心脾兩臟之病矣。邪在脾胃者，唇亦必腫也。

雄按：上第十章，唐氏析首節爲第五章，次節爲第十二章，末節爲第十三章，今並訂正。

再《唐本》作「又有」。舌上白苔黏膩，吐出濁厚涎沫，口必甜味也，《唐本》作「其口必甜」。爲脾癉病，《唐本》作「此爲脾癉」。乃濕熱氣聚，與谷氣相搏，土有餘也，盈滿則上泛，當用省頭草，《唐本》作「佩蘭葉」。芳香辛散以逐之則退。《唐本》無此二字。若舌上苔如鹼者，胃中宿滯挾濁穢鬱伏，當急急開泄，否則閉結中焦，不能從膜原達出矣。

脾癉而濁泛口甜者，更當視其舌本，如紅赤者爲熱，當辛通苦降以泄濁。如色淡不紅，由脾虚不能攝涎而上泛，當健脾以降濁也。苔如鹼者，濁結甚，故當急急開泄，恐内閉也。

雄按：濁氣上泛者，涎沫厚濁，小溲黄赤，脾虚不攝者，涎沫稀黏，小溲清白，見證迥異。虚證宜温中以攝液，如理中（四十五）或四君（四十六）加益智之類可也。何亦以降濁爲言乎！疏矣。上第十一章。唐氏併入第四章，今訂正之。此二章辨别種種白苔證治之殊，似兼疫證之舌苔而詳論之，試繹之，則白苔不必盡屬於寒也。

若《唐本》無此字。舌無苔，而有如煙煤隱隱者，不渴肢寒，知挾陰病。《唐本》移二句在苔潤者上。

如口渴煩熱，《唐本》下有『而燥者』三字。平時胃燥舌《唐本》無舌字。也，不可攻之。若燥者《唐本》作『宜』。甘寒益胃，若《唐本》此下有『不渴肢寒而』五字。潤者甘溫扶中，此何《唐本》此下有『以』字故？外露而裏無也。

凡黑苔大有虚實寒熱之不同，即黄白之苔，因食酸味，其色即黑，尤當問之。雄按：此名染苔，食橄欖能黑，食枇杷白苔能黄之類，皆不可不知也。其潤而不燥，或無苔，如烟煤者，正是腎水來乘心火，其陽虚極矣。若黑而燥裂者，火極變水色，如焚木成炭而黑也。虚實不辨，死生反掌耳。雄按：虚寒證雖見黑苔，其舌色必潤而不紫赤，識此最爲秘決。

雄按：更有陰虚而黑者，苔不甚燥，口不甚渴，其舌甚赤，或舌心雖黑，無甚苔垢，舌本枯而不甚赤，證雖煩渴便秘，腹無滿痛，神不甚昏，俱宜壯水滋陰，不可以爲陽虚也。若黑苔望之雖燥而生刺，但渴不多飲，或不渴，其邊或有白苔，其舌本淡而潤者，亦屬假熱，治宜溫補。其舌心並無黑苔，而舌根有黑苔而燥者，宜下之，乃熱在下焦也。若舌本無苔，惟尖黑燥爲心火自焚，不可救藥。上第十一章，唐本移爲第十四章，今訂正之。

若《唐本》無此字。舌黑而滑者，水來克火爲陰證，當溫之。若見短縮，此腎氣竭也，爲難治。欲救之，《唐本》作『惟』。加人參、五味子勉希《唐本》作『或救』。萬一。舌黑而乾者，津枯火熾，急急瀉南補北。若《唐本》此下有『黑』字。燥而中心厚痦《唐本》無此字。者，土燥水竭急以鹹苦下之。

何報之曰：暑熱證夾血，多有中心黑潤者，勿誤作陰證治之。

黑苔而虛寒者，非桂、附不可治，佐以調補氣血，隨宜而施。若黑燥無苔，胃無濁邪，雄按：非無苔也，但不厚耳。故當瀉南方之火，補北方之水，仲景黃連阿膠湯（四）主之。黑燥而中心厚者，胃濁邪熱乾結也，宜用硝、黃鹹苦下之矣。

雄按：上第十三章，唐本移爲第十五章，今訂正之。此二章言黑苔證治之有區別也。

又按：茅雨人云：凡起病發熱胸悶，遍舌黑色而潤，外無險惡情狀，此胸膈素有伏痰也，不必張皇，衹用薤白、栝蔞、桂枝、半夏一劑，黑苔即退。或不用桂枝，即枳殼、桔梗亦效。

舌淡紅無色者，或乾而色不榮者，當是胃津傷而氣無化液也，當用炙甘草湯（十三），不可用寒涼藥。

何報之曰：紅嫩如新生，望之似潤，而燥渴殆甚者，爲妄行汗下，以致津液竭也。

淡紅無色，心脾氣血素虛也，更加乾而色不榮，胃中津氣亦亡也，故不可用苦寒藥。炙甘草湯養氣血以通經脈，其邪自可漸去矣。

雄按：上第十四章，唐氏移爲第十一章，今訂正之。此章言虛多邪少之人，舌色如是，當培氣液爲先也。

若舌白如粉而滑，四邊色紫絳者，溫疫病初入膜原，未歸胃腑，急急透解，莫待傳陷而入爲險惡之病。且見此舌者，病必見凶，須要小心。凡斑疹初見，須用紙拈，照見胸背兩脇，點大而在皮膚之上者爲斑，或云頭隱隱，或瑣碎小粒者爲疹，又宜見而不宜見多。按方書謂斑色紅者屬胃熱，紫者熱極，黑者胃爛，然亦必看外證所合，方可斷之。

溫疫白苔如積粉之厚，其穢濁重也。舌本紫絳，則邪熱爲濁所閉，故當急急透解。此五疫中之濕疫，又可主以達原飲，亦須隨證加減，不可執也。舌本紫絳，熱閉營中，故多成斑疹，斑從肌肉而出，屬胃，疹從血絡而出，屬經，其或斑疹齊見，經胃皆熱。然邪由膜原入胃者多，或兼風熱之入於經絡，則有疹矣。不見則邪閉，故宜見。多見則邪重，故不宜多。但斑疹亦有虛實，虛實不明，舉手殺人，故先生辨之如後。

雄按：溫熱病舌絳而白苔滿佈者，宜清肅肺胃。更有伏痰內盛，神氣昏瞀者，宜開痰爲治。黑斑藍斑，亦有可治者。

而春夏之間，濕病俱發疹爲甚，且其色要辨《唐本》無此句。如淡紅色四肢清，口不甚渴，脈不洪數，非虛斑即陰斑。或胸微見數點，面赤足冷，或下利清穀，此陰盛格陽於上而見，當溫之。

此專論斑疹不獨溫疫所有，且有虛實之迴別也。然火不鬱不成斑疹，若虛火力弱而色淡，四肢清者，微冷也，口不甚渴，脈不洪數，其非實火可徵矣，故曰虛斑。若面赤足冷，下利清穀，此陰寒盛格拒其陽於外，內真寒，外假熱，鬱而成斑，故直名爲陰斑也，須附、桂引火歸元，誤投涼藥即死。實火誤補亦死，最當詳辨也。

若斑色紫《唐本》下有『而』字。小點者，心包熱也。點大而紫，胃中熱也。黑斑而光亮者，熱勝毒盛，《唐本》作『熱極毒熾』。雖屬不治，若其人氣血充者，或依法治之，尚可救。若黑而晦者，必死。若黑而隱隱，四旁赤色，火鬱内伏，大用清涼透發，間有轉紅成可救者。若夾斑帶疹，皆是邪之不一，各隨其部而泄。然斑屬血者恒多，疹屬氣者不少，斑疹皆是邪氣外露之象，發出《唐本》下有『之時』二字。宜神情清爽，爲外解裏和之意。如斑疹出而昏者，正不勝邪，内陷爲患，或胃津内涸之故。

此論實火之斑疹也。點小即是從血絡而出之疹，故熱在心包。點大從肌肉而出爲斑，故熱在胃。黑而光亮者，元氣猶充，故或可救。黑暗則元氣敗必死矣。四旁赤色，其氣血尚活，故可透發也。斑疹夾雜，胃經之熱，各隨其部而外泄，熱邪入胃，本屬氣分，見斑則邪屬於血者多矣。疹從血絡而出，本屬血分，然邪由氣而閉其血，方成疹也，必當兩清氣血以爲治也，既出而反神昏，則正不勝邪而死矣。

雄按：上第十五章，詳論溫疫中斑疹證治之不同。唐氏移爲第十六章，今訂正之。

再有一種白㾦小粒如水晶色者，楊云：平人夏月亦間有之。此濕熱傷肺，邪雖出而氣液枯也，必得甘藥補之。或未至久延，傷及氣液，乃濕鬱衛分，汗出不徹之故，當理氣分之邪。或白如枯骨者多兇，爲氣液竭也。

雄按：濕熱之邪，鬱於氣分，失於輕清開泄，幸不傳及他經，而從衛分發白㾦者，治當清其氣分之餘邪，邪若久鬱，雖化白㾦而氣液隨之以泄，故宜甘濡以補之。苟色白如枯骨者，雖補以甘藥，亦恐不及也。上第十六章，唐氏移爲第十七章，今訂正之。

楊按：濕熱素盛者，多見此證，然在溫病中爲輕證，不見有他患。其白如枯骨者，未經閱歷，不敢臆斷。

汪按：白㾦前人未嘗細論，此條之功不小。白如枯骨者，余曾見之，非惟不能救，並不及救。故俗醫一見白㾦，輒以危言恐嚇病家，其實白如水晶色者，絕無緊要，吾見甚多。然不知甘濡之法，反投苦燥昇提，則不枯者亦枯矣。

再溫熱之病，看舌之後，亦須驗齒。齒爲腎之餘，齦爲胃之絡，熱邪不燥胃津，必耗腎液。且二經之血，皆走其地，病深動血，結瓣於上，陽血者色必紫，紫如乾漆。陰血者色必黃，黃如醬瓣。陽血若見，安胃爲主；陰血若見，救腎爲要。然豆瓣色者多險，若證還不逆者，尚可治，否則難治矣。何以故耶？蓋陰下竭陽上厥也。

腎主骨，齒爲骨之餘，故齒浮齦不腫者，爲腎水虧也。胃脈絡於上齦，大腸脈絡於下齦，皆屬陽明，故牙齦腫痛爲陽明之火。若濕入胃，則必連及大腸。血循經絡而行，邪熱動血而上結於齦。紫者爲陽明之血，可清可瀉。黄者爲少陰之血，少陰血傷爲下竭，其陽邪上亢而氣厥逆，故爲難治也。

雄按：上第十七章，唐氏移作第十八章，今訂正之。

齒若光燥如石者，胃熱甚也。若無汗惡寒，衛偏勝也，辛凉泄衛，透汗爲要。若如枯骨色者，腎液枯也，爲難治。若上半截潤，水不上承，心火上炎也，急急清心救水，俟枯處轉潤爲妥。

胃熱甚而反惡寒者，陽内鬱而表氣不通，故無汗而爲衛氣偏勝，當泄衛以透發其汗，則内熱即從表散矣。凡惡寒而汗出者，爲表陽虚，腠理不固，雖有内熱，亦非實火矣。齒燥有光者，胃津雖乾，腎氣未竭也。如枯骨者，腎亦敗矣，故難治也。上半截潤，胃津養之；下半截燥，由腎水不能上滋其根，而心火燔爍，故急當清心救水，仲景黄連阿膠湯(四)主之。

若咬牙切齒者，濕熱化風痓病，但咬牙者，胃熱氣走其絡也。若咬牙而脈證皆衰者，胃虛無穀以內榮，亦咬牙也。何以故耶？虛則喜實也。舌本不縮而硬，而牙關咬定難開者，此非風痰阻絡，即欲作痓證，用酸物擦之即開，木來泄土故也。

牙齒相切者，以內風鼓動也。但咬不切者，熱氣盛而絡滿，牙關緊急也。若脈證皆虛，胃無穀養，內風乘虛襲之入絡，而亦咬牙。虛而反見實象，是謂虛則喜實，當詳辨也。又如風痰阻絡爲邪實，其熱盛化風欲作痓者，或由傷陰而挾虛者，皆當辨也。

雄按：上第十八章，章氏移作第十九章，今訂正之。

若齒垢如灰糕樣者，胃氣無權，津亡濕濁用事，多死。而初病齒縫流清血痛者，胃火衝激也，不痛者，龍火內燔也。齒焦無垢者死，齒焦有垢者腎熱胃劫也，當微下之。或玉女煎（四十七）清胃救腎可也。

齒垢，由腎熱蒸胃中濁氣所結，其色如灰糕，則枯敗而津氣俱亡，腎胃兩竭，惟有濕濁用事，故死也。齒縫流清血，因胃火者出於齦，胃火衝激故痛，不痛者出於牙根，腎火上炎故也。齒焦者，腎水枯，無垢則胃液竭，故死。有垢者，火盛而氣液未竭，故審其邪熱甚者，以謂胃承氣微下其胃熱。腎水虧者，玉女煎清胃滋腎可也。

雄按：上第十九章，唐氏移作第二十章，今訂正之。以上三章，言溫熱諸證可驗齒面，辨其治也。真發從來所未發，是於舌苔之外更添一秘決，並可垂爲後世法，讀者苟能隅反，則豈僅能辨識溫病而已哉！

再婦人病溫與男子同，但多胎前產後，以及經水適來適斷。大凡胎前病，古人皆以四物（四十八）加減用之，謂護胎爲要，恐來害妊。如熱極用井底泥，藍布浸冷，覆蓋腹上等，皆是保護之意。但亦要看其邪之可解處，用血膩之藥不靈，又當省察，不可認板法，然須步步保護胎元，恐損正邪陷也。

保護胎元者，勿使邪熱入內傷胎也。如邪猶在表分，當從開達外解，倘執用四物之説，則反引邪入內，輕病變重矣。楊云：此釋極爲明通。故必審其邪之淺深，而治爲至要也。若邪熱逼胎，急清內熱爲主，如外用泥布等蓋覆，恐攻熱內走，反與胎礙，更當詳審勿輕用也。總之清熱解邪，勿使傷動其胎，即爲保護。若助氣和氣以達邪，猶可酌用。其補血膩藥，恐反遏其邪也。雄按：此説固是，然究是議藥不議病矣，如溫熱已爍營陰，則地黃未曾不可用。且《內經》曰：婦人重身，毒之何如？岐伯曰：有故有殞，亦無殞也。大積大聚，其可犯也，衰其大半而止，不可過也。故如傷寒陽明實熱證，亦當用承氣下之，邪去則胎安也。蓋病邪淺在經，深則在臟，而胎係于腑，攻其經腑，則邪當其藥，與臟無礙。雄按：此釋極通，而竟忘卻溫熱傳營入血之證。本文但云不可認板法，非謂血藥無可用之證也。若妄用補法以閉邪，則反害其胎矣。倘邪已入臟，雖不用藥，其胎必殞而命難保。雄按：亦須論其邪入何臟。所以經言有故無殞者，謂其邪未入臟，攻其邪，亦無殞胎之害也。楊云：有故無殞者，有病則病當之也，不必增入邪未入臟之說，以滋熒惑。故要在辨證明析，用法得當，非區區四物所能保胎者也。故先生曰須看其邪之可解處，不可認板法，至哉言乎。

至於產後之法，按方書謂慎用苦寒，恐傷其已亡之陰也。然亦要辨其邪能從上中解者，稍從證用之，亦無妨也。不過勿犯下焦，且屬虛體，當如虛怯人病邪而治。總之無犯實實虛虛之禁，況產後當氣血沸騰之候，最多空竇，邪勢必乘虛內陷，虛處受邪。爲難治也。雄按：余醫案中所載，產後溫熱諸證，治皆宜參閱，茲不贅。

徐洄溪曰：產後血脫孤陽獨旺，雖石膏、犀角對證亦不禁用，而世之庸醫，誤信產後宜溫之說，不論病證，皆以辛熱之藥，戕其陰而益其火，無不立斃。我見甚多，惟葉案中絕無此弊，足徵學有淵源。

魏柳洲曰：近時專科及庸手，遇產後一以燥熱溫補爲事，殺人如麻。

雄按：不挾溫熱之邪者且然，況兼溫熱者乎？

吴鞠通曰：產後溫證，固云治上不犯中，然藥反不可過輕，須用多備少服法，中病即已。所謂無糧之師，利於速戰，若畏產後虛怯，用藥過輕，延至三四日後，反不能勝藥矣。

如經水適來適斷，邪將陷《唐本》下有『於』字。血室，少陽傷寒，言之詳悉，不必多贅。但數動與正傷寒不同，仲景立小柴胡湯（四十九），提出所陷熱邪，參、棗《唐本》下有『以』字。扶胃氣，以衝脈隸屬陽明也，此與《唐本》作『惟』虛者爲合治。若熱邪陷入，與血相結者，當從陶氏小柴胡湯去參棗，加生地、桃仁、楂肉、丹皮或犀角等。若本經血結自甚，必少腹滿痛，輕者刺期門，重者小柴胡湯去甘藥，加延胡、歸尾、桃仁，挾寒加肉桂心，氣滯者加香附、陳皮、枳殼等。沈月光：用柴胡、秦艽、荊芥、香附、蘇梗、厚樸、枳殼、當歸、芎藭、益母草、木通、黄芩，名和血逐邪湯，薑衣少許爲引，治傷寒熱入血室，氣滯血瘀而胸滿腹脹痛甚者，甚效。然熱陷血室之證，多有譫語如狂之象，防是陽明胃實，《唐本》作『與陽明胃實相似』下有『此種病機』四字。當辨之。《唐本》作『最須辨别』。血結者身體必重，非若陽明之輕旋便捷者。《唐本》無『旋捷』二字。何以故耶？陰主重濁，絡脈被阻，《唐本》下有『身之』二字。側旁氣痹。連《唐本》下有『及』字。胸背皆拘束不遂，《唐本》作『皆爲阻室』。故去邪通絡，正合其病。往往延久，上逆心包胸中《唐本》下有『痹』字。痛，即陶氏所謂血結胸也。王海藏出一桂枝紅花湯（五十）加海蛤、桃仁，原是表裏上下一齊盡解之理，看《唐本》無此字。此方大有巧手《唐本》作『妙焉』。故錄出以備學者之用《唐本》無此句。

數動未詳，或數字是變字之誤，更俟明者正之。衝脈爲血室，肝所主，其脈起於氣街，氣街陽明胃經之穴，故又隸屬陽明也。邪入血室，仲景分淺深而立兩法。其邪深者，云如結胸狀譫語者，刺期門，隨其實而瀉之，是從肝而泄其邪，亦即陶氏之所謂血結胸也。其邪淺者，云往來寒熱如瘧狀而無讝語，用小柴胡湯，是從膽治也。蓋往來寒熱，是少陽之證，故以小柴胡湯提少陽之邪，則血室之熱亦可隨之而外出，以肝膽爲表裏，故深則從肝，淺則從膽，以導泄血室之邪也。今先生更詳證狀，並采陶氏王氏之方法，與仲景各條合觀，誠爲精細周至矣。其言小柴胡湯惟虛者爲合法何也？蓋傷寒之邪由經而入血室，其胃無邪，故可用參、棗。若溫熱之邪，先已犯胃，後入血室故當去參、棗，惟胃無邪及中虛之人，方可用之耳。雄按：世人治瘧，不論其是否爲溫熱所化，而一概執用小柴胡湯，以實其胃，遂致危殆者最多。須知傷寒之用小柴胡湯者，正防少陽經邪乘虛入胃，故用參、棗先助胃以禦之，其與溫熱之邪來路不同，故治法有異也。汪按：此謂溫熱之邪與傷寒來路不同，故治法有異是也。至云：傷寒胃中無邪，又云：防少陽之邪乘虛入胃，則似未妥。夫傷寒傳經，由太陽而陽明而少陽，故有太陽陽明，有正陽陽明，在少陽陽明，豈有少陽受邪而陽明不受邪者？亦豈有防少陽之邪，倒傳陽明之理乎？

雄按：溫邪熱入血室有三證：如經水適來，因熱邪陷入而搏結不行者，此宜破其血結；若經水適斷，而邪乃乘血捨之空虛以襲之者，宜養營以清熱；其邪熱傳營，逼血妄行，致經未當期而至者，宜清熱以安營。

上第二十章，唐氏作第二十一章。

其小引云：溫證論治二十則，乃先生游於洞庭山，門人顧景文隨之舟中，以當時所語，信筆錄記，一時未加修飾，是以詞多詰屈，語亦稍亂，讀者不免晦口。大烈不揣冒昧，竊以語句少爲條達，前後少爲移掇，惟使晦者明之，至先生立論之要旨，未敢稍更一字也。章氏詮釋，亦從唐本。雄謂原論次序，亦既井井有條，而詞句之間並不難讀，何必移前掇後，紊其章法。而第三章如玉女煎，去其如字之類，殊失廬山真面目矣。茲悉依華本訂正之。

葉香巖三時伏氣外感篇

春溫一證，由冬令收藏未固，昔人以冬寒内伏，藏於少陰，入春發於少陽，以春木内應肝膽也。寒邪深伏，已經化熱，昔賢以黄芩湯爲主方，苦寒直清裏熱，熱伏於陰，苦味堅陰，乃正治也。知溫邪忌散，不與暴感門同法。若因外邪先受，引動在裏伏熱，必先辛涼以解新邪，自註蔥豉湯（五十一）。繼進苦寒以清裏熱，況熱乃無形之氣，時醫多用消滯，攻治有形，胃汁先涸，陰液劫盡者多矣。

雄按：新邪引動伏邪者，初起微有惡寒之表證。

徐洄溪曰：皆正論也。

章虛谷曰：或云人身受邪，無不即病，未有久伏過時而發者，其説甚似有理，淺陋者莫不遵信爲然，不知其悖經義，又從而和之。夫人身內臟腑，外營衛，於中十二經十五絡，三百六十五孫絡，六百五十七穴，細微幽奥，曲折難明。今以一郡一邑之地，匪類伏匿，猶且不能覺察，況人身經穴之淵邃隱微！而邪氣如煙之漸熏，水之漸積，故如《內經》論諸痛諸積，皆由初感外邪，伏而不覺，以致漸侵入內所成者也，安可必謂其隨感即病而無伏邪者乎！又如人之痘毒，其未發時全然不覺，何以又能伏耶？由是言之，則《素問》所言，冬傷寒春病溫，非濫語矣。

雄按：藏於精者，春不病溫，小兒之多溫病何耶？良以冬暖而失閉藏耳。夫冬豈年年皆暖歟？因父母以姑息爲心，惟恐其凍，往往衣被過厚，甚則戕之以裘帛，雖天令潛藏，而真氣已暗爲發泄矣。溫病之多，不亦宜乎！此理不但幼科不知，即先賢亦從未道及也。汪按：惟洄溪嘗畧論及之耳。

風溫者，春月受風，其氣已溫。雄按：此言其常也，冬月天暖，所感亦是風溫，春月過冷，亦有風寒也。《經》謂春病在頭，治在上焦，肺位最高，邪必先傷，此手太陰氣分先病。先治則入手厥陰心包絡，血分亦傷。蓋足經順傳，如太陽傳陽明，人皆知之。肺病失治，逆傳心包絡，人多不知者。俗醫見身熱咳喘，不知肺病在上之旨，妄投荆、防、柴、葛，加入枳、樸、杏、蘇、菔子、楂、麥、橘皮之屬，輒云解肌消食。有見痰喘，便用大黃礞石滾痰丸，大便數行，上熱愈結。幼稚穀少胃薄，表裏苦辛化燥，胃汁已傷，複用大黃大苦沉降丸藥，致脾胃陽和傷極，陡變驚癇，莫救者多矣。

自註：風溫肺病，治在上焦。夫春溫忌汗，初病投劑，宜用辛涼。若雜入消導發散，徐云：須對證亦可用。不但與肺病無涉，劫盡胃汁，肺乏津液上供，頭目清竅，徒爲熱氣熏蒸，鼻乾如煤，目瞑或上竄無淚，或熱深肢厥，狂躁溺濇，胸高氣促，皆是肺氣不宣化之徵，斯時若以肺藥少加一味清降，使藥力不致直趨腸中。而上痹可開，諸竅自爽，無如市醫僉云結胸，雄按：所謂非輕不舉也，重藥則直過病所矣。皆用連、蔞、柴、枳，苦寒直降，致閉塞愈甚，告斃者多。

又此證初因發熱喘嗽，首用辛涼清肅上焦。徐云：正論。如薄荷、連翹、牛蒡、象貝、桑葉、沙參、梔皮、蔞皮、花粉。若色蒼，熱勝煩渴，用石膏、竹葉辛寒清散。痧疹亦當宗此。若日數漸多，邪不得解，芩、連、涼膈亦可用。至熱邪逆傳膻中，神昏目瞑，鼻竅無涕洟，諸竅欲閉，其勢危急，必用至寶丹（四十一），或牛黃清心丸（四十）。徐云：急救非此不可。病減後餘熱，只甘寒清養胃陰足矣。

春月暴暖忽冷，先受溫邪，繼爲冷束，咳嗽痰喘最多。辛解涼溫，只用一劑，大忌絕穀。若甚者宜晝夜竪抱勿倒，三、四日。徐云：秘訣。夫輕爲咳，重爲喘，喘急則鼻掀胸挺。

自註：春溫皆冬季伏邪，詳於大方諸書。幼科亦有伏邪，雄按：人有大小，感受則一也。治從大方，雄按：感受既一，治法亦無殊，奈大方明於治溫者罕矣，況幼科乎。然暴感爲多，如頭痛惡寒發熱，喘促鼻塞聲重，脈浮無汗，原可表散，春令溫舒，辛溫宜少用，陽經表藥，最忌混亂。至若身熱咳喘有痰之證，只宜肺藥清解，瀉白散（五十四）加前胡、牛蒡、薄荷之屬，消食藥只宜一、二味。雄按：此爲有食者言也。若二便俱通者，消食少用，須辨表裏上中下何者爲急施治。

又春季溫暖，風溫極多，溫變熱最速，若發散風寒消食，劫傷津液，變證尤速。雄按：沈堯封云：溫亦火之氣也，蓋火之微者曰溫，火之甚者曰熱，三時皆有，惟暑爲天上之火，獨盛於夏令耳。

初起咳嗽喘促通行用：薄荷汗多不用、連翹、象貝、牛蒡、花粉、桔梗、沙參、木通、枳殼、橘紅，表解熱不清用：黄芩、連翹、桑皮、花粉、地骨皮、川貝、知母、山梔。

備用方：黄芩湯（九）、葱豆湯（五十一）、涼膈散（四十二）、清心涼膈散（五十二）、葦莖湯（五十三）、瀉白散（五十四）、葶藶大棗湯（五十五）、白虎湯（七）、至寶丹（四十一）、牛黄清心丸（四十）、竹葉石膏湯（五十六）、喻氏清燥救肺湯（五十七）。

裏熱不清，朝上涼，晚暮熱，即當清解血分，久則滋清養陰。若熱陷神昏，痰升喘促，急用牛黄丸（四十）至寶丹（四十一）之屬。

風温乃肺先受邪，遂逆傳心包，治在上焦，不與清胃攻下同法。幼科不知，初投發散消食，不應，改用柴、芩、瓜蔞、枳實、黄連，再下奪，不應，多致危殆。皆因不明手經之病耳。雄按：婆心苦口，再四丁寧，舌歟耳聾，可爲太息。若寒痰阻閉，亦有喘急胸高，不可與前法，用三白（二十二）吐之，或妙香丸（五十八）。

夏爲熱病，然夏至已前，時令未爲大熱，經以先夏至病温，後夏至病暑。溫邪前已申明，暑熱一證，雄按：《陰陽大論》云：春氣溫和，夏氣暑熱，是暑即熱也。原爲一證，故夏月中暑，仲景標曰中熱也。昔人以動靜分爲暑熱二證，蓋未知暑爲何氣耳。醫者易眩。夏暑發自陽明，古人以白虎湯（七）爲主方。後賢劉河間創議，迥出諸家，謂溫熱時邪，當分三焦投藥，以苦辛寒爲主，若拘六經分證，仍是傷寒治法，致誤多矣。徐云：能分六經者，亦鮮矣。蓋傷寒外受之寒，必先從汗解，辛溫散邪是已。口鼻吸入之寒，即爲中寒陰病。除云：亦不盡然。治當溫裏，分三陰見證施治。若夫暑病，專方甚少，皆因前人畧於暑，詳於寒耳。考古如《金匱》暑暍痙之因，而潔古以動靜分中暑中熱，各具至理，雄按：雖有至理，而強分暑熱，名已不正矣。茲不概述。論幼科病暑熱夾雜別病有諸，而時下不久發散消導，加入香薷一味，或六一散（五十九）一服。考《本草》香薷辛溫發汗，能泄宿水，夏熱氣閉無汗，渴飲停水，香薷必佐杏仁，以杏仁苦降泄氣，大順散（六十）取義若此。徐云：大順散非治暑之方，乃治暑月傷冷之方也，何得連類及之？夾雜矣！雄按：上言香薷治渴飲停水，佐杏仁以降泄。故曰大順散之義，亦若此也。長夏濕令，暑必兼濕，雄按：此言長夏濕旺之令，暑以蒸之，所謂土潤溽暑，故暑濕易於兼病，猶之冬月風寒每相兼感。暑傷氣分，濕亦傷氣，汗則耗氣傷陽，胃汁大受劫爍，變病由此甚多，發泄司令，裏真自虛。張鳳逵云：暑病首用辛涼，繼用甘寒，再用酸泄酸斂，不必用下。可稱要言不煩矣。然幼科因暑熱蔓延，變生他病。雄按：大方何獨不然，學者宜知隅反。茲摘其概。

暑邪必挾濕，雄按：暑令濕盛，必多兼感，故曰挾，猶之寒邪挾食，濕證兼風，俱是二病相兼，非謂暑中必有濕也。故論暑者，須知爲天上烈日之炎威，不可誤以濕熱二氣並作一氣始爲暑也。而治暑者，知其挾濕爲多焉。狀如外感風寒，忌用柴、葛、羌、防，如肌表熱無汗，辛涼輕劑無誤。香薷辛溫氣升熱服易吐，佐苦降如杏仁、黄連、黄芩則不吐。宣通上焦，如杏仁、連翹、薄荷、竹葉。

暑熱深入，伏熱煩渴，白虎湯（七）。六一散（五十九）。雄按：無濕者白虎湯，挾濕者六一散。須別。

暑病頭脹如蒙，皆熱盛上熾，白虎竹葉，酒濕食滯者，加辛溫通裏。

夏令受熱，昏迷若驚，此爲暑厥。雄按：受熱而迷，名曰暑厥，譬如受冷而僕，名寒厥也，人皆知寒之即爲冷矣，何以不知暑之爲熱乎。

即熱氣閉塞孔竅所致，其邪入絡，與中絡同法。牛黃丸（四十）、至寶丹（四十一）芳香利竅，可傚。徐云：妙法。雄按：紫雪（六十二）。亦可酌用。神蘇已後，用清涼血分，如連翹心、竹叶心、元參、細生地、鮮生地、二冬之屬。雄按：暑是火邪，心爲火藏邪易入之，故治中暑者，必以清心之藥爲君。此證初起，大忌風藥，雄按：火邪得風藥而更熾矣。初病暑熱傷氣，雄按：所謂壯火食氣也。竹葉石膏湯（五十六），或清肺輕劑。雄按：火邪克金，必先侵肺矣。大凡熱深厥深四肢逆冷，魏柳洲曰：火極似水乃物極必反之候，凡患此爲燥熱溫補所殺者多矣，哀哉！蓋內真寒而外假熱，諸家嘗論之矣。內真熱而外假寒，論及者罕也。雄按：道光甲辰六月初一日至初四日連日酷熱異常，如此死者道路相接，余以神犀丹（九十六）、紫雪（六十二）二方救之極效。但看面垢齒燥，二便不通，或瀉不爽爲是。大忌誤認傷寒也。雄按：尤忌誤以暑爲陰邪，或指暑中有濕，而妄投溫燥滲利之藥也。

上暑厥雄按：王節齋云：夏至後病爲暑，相火令行，感之自口齒入，傷心包絡經，甚則火熱制金，不能平木，而爲暑風。張兼善云：清邪中上，濁邪中下，其風寒濕皆地之氣，所以具中足經，惟暑乃天之氣，係清邪，所以中手少陰心經。

幼兒斷乳納食，值夏月脾胃主氣，易於肚膨泄瀉，足心熱，形體日瘦，或煩渴喜食，漸成五疳積聚。當審體之強弱，病之新久，有餘者疏胃清熱，食入糞色白，或不化，健脾佐消導清熱。若濕熱内鬱，蟲積腹痛，徐云：此證最多。導滯驅蟲，微下之，緩調用肥兒丸之屬。

上熱疳

夏季秋熱，小兒泄瀉，或初愈未愈，滿口皆生疳蝕，嘗有阻塞咽喉致危者，此皆在裏濕盛生熱，熱氣蒸爍，津液不生，濕熱偏傷氣分，治在上焦，或佐淡滲，徐云：須用外治。世俗常刮西瓜翠衣治疳，徐云：合度。取其輕揚滲利也。

上口疳

夏季濕熱鬱蒸，脾胃氣弱，水穀之氣不運，濕著内蘊爲熱，漸至浮腫腹脹，小水不利，治之非法，水濕久漬，逆行犯肺，必生咳嗽喘促，甚則坐不得臥，俯不得仰，危期速矣。大凡喘必生脹，脹必生喘，方書以先喘後脹，治在肺，先脹後喘，治在脾。亦定論也。《金匱》有風水、皮水、石水、正水、黄汗以分表裏之治。河間有三焦分消，子和有磨積逐水，皆有奥義，學者不可不潛心體認，難以概述。閲近代世俗論水濕喘脹之證，以《内經》開鬼門取汗爲表治，分利小便潔淨府爲里治。《經病能篇》謂諸濕腫滿皆屬於脾，以健脾燥濕爲穩治。治之不效，技窮束手矣。不知凡病皆本乎陰陽，通表利小便，乃宣經氣利腑氣，是陽病治法。暖水臟溫脾胃，補土以驅水，是陰病治法。治肺痺以輕開上，治脾必佐溫通。若陰陽表裏乖違，臟真日漓，陰陽不運，亦必作脹。治以通陽，乃可奏績，如局方禹餘糧丸（六十二）。甚至三焦交阻，必用分消，腸胃窒塞，必用下奪，然不得與傷寒實熱同例，擅投硝、黄、枳、樸擾動陰血。若太陽脾臟飲濕阻氣，溫之補之不應，欲用下法，少少甘遂爲丸可也。徐云：亦太峻。其治實證，選用方法備採。雄按：葉氏、景岳發揮有因喘而腫，當以清肺爲要之論，宜參。若水濕侵脾，發腫致喘，治當補土驅水，設水氣上凌心包變呃更危。陳遠公云：用苡仁、茯神各一兩，白朮，蒼朮各三錢，半夏、陳皮各一錢，丁香五分，吳萸三分，名祇呃湯，二劑可安。

喘脹備用方：徐云：太猛厲者，不可輕用。葶藶大棗湯（五十五）、瀉白散（五十四）、大順散（六十）、牡蠣澤瀉散（六十三）、五苓散（二十一）、越婢湯（六十四）、甘遂半夏湯（六十五）、控涎丹（六十六）、五子五皮湯（六十八）、子和桂苓湯（六十九）、禹功丸（七十）、茯苓防己湯（七十一）、中滿分消湯（七十二、七十三）、小青龍湯（七十四）、木防己湯（七十五）。

吐瀉一證，幼兒脾胃受傷，陡變驚搐最多，徐云：此證多是痰濕。若是不正穢氣觸入，或口食生冷，套用正氣散（七十六、七十七）、六和湯（七十八）、五積散（七十九）之類。正氣受傷，肢冷呃忒，嘔吐自利，即用錢氏益黃散（八十、八十一），有痰用星附六君子湯（八十二）、理中湯（四十五）等。倘熱氣深伏，煩渴引飲，嘔逆者連香飲缺，黃連竹茹橘皮半夏湯（八十三）。熱閉神昏，用至寶丹（四十一）。寒閉，用來復丹（八十四）。

稚年夏月食瓜果，水寒之濕，著於脾胃，令人泄瀉，其寒濕積聚，未能遽化熱氣，必用辛溫香竄之氣。古方中消瓜果之積，以丁香、肉桂，或用麝香。今七香餅（八十五）治瀉，亦祖此意。其平胃散（八十六）、胃苓湯（八十七）亦可用。雄按：此非溫熱爲病，何必採入？緣夏月此等證候甚多，因畏熱食涼而反生寒濕之病，乃夏月之傷寒也，雖在暑令，實非暑證。昔人以陰暑名之，謬矣。譬如避火而溺於水，拯者但可云出之於水，不可云出之於陰火也。

瘧之爲病，因暑而發者居多。雄按：可謂一言扼要，奈世俗惟知小柴胡湯爲治，誤人多矣。方書雖有痎、食、寒、熱、瘴、癘之互異，幼稚之瘧，多因脾胃受病。雄按：因暑而發者，雖大人之瘧，無不病於脾胃，以暑多兼濕，脾爲土臟，而胃者以容納爲用，暑邪吸入，必伏於此也。然氣怯神昏，初病驚癇厥逆爲多，在夏秋之時，斷不可認爲驚癇。大方瘧證，須分十二經，與咳證相等。若幼科，庸俗但以小柴胡去參，或香薷葛根之屬，雄按：舉世無不爾，於幼科乎何尤。不知柴胡劫肝陰，葛根竭胃汁，致變屢矣。雄按：柴葛之弊二語，見林北海重刊張司農《治暑全書》，葉氏引用，原非杜撰，洄溪妄評，殊欠考也。幼稚純陽，暑爲熱氣，雄按：在天爲暑，在地爲熱，故暑即熱之氣也。昔人謂有陰暑者，已極可笑，其分中熱中暑爲二病者，是析一氣而兩也。又謂暑合濕熱而成者，是並二氣而一也，奚可哉。證必熱多煩渴，邪自肺受者，桂枝白虎湯（八十九）一進必愈，其冷食不運，有足太陰脾病見證，初用正氣（七十六、七十七），或用辛溫如草果、生薑、半夏之屬。雄按：切記此是治暑月因寒濕而病之法。方書謂草果治太陰獨勝之寒，知母治陽明獨勝之熱。瘧久色奪，唇白汗多餒弱，必用四獸飲（九十）。雄按：邪去而正衰，故可用此藥。陰虛內熱，必用鱉甲、首烏、知母，便漸溏者忌用。久瘧營傷，寒勝，加桂、薑，擬初中末瘧門用藥於下。雄按：葉氏《景岳發揮》內所論瘧痢諸候，宜參。

初病暑風濕熱瘧藥：

脘痞悶：枳殼　桔梗　杏仁　厚樸二葉喘最宜　瓜蔞皮　山梔　香豉

頭痛宜辛涼輕劑：連翹　薄荷　赤芍　羚羊角　蔓荊子　滑石淡滲清上

重則用石膏　口渴用花粉　煩渴用竹葉石膏湯（五十六）。

熱甚則用黄芩　黄連　山梔

夏季身痛屬濕，羌、防辛溫宜忌。宜用木防己、蠶砂。雄按：豆卷可用。暑熱邪傷，初在氣分，日多不解，漸入血分，反渴不多飲，唇舌絳赤，芩連膏知不應，必用血藥。量佐清氣熱一味足矣。

輕則用青蒿　丹皮汗多忌　犀角　竹叶心　元參　鮮生地　細生地　木通亦能發汗　淡竹葉汪按：此乃淡竹葉草，故與竹叶心别。　若熱久痞結，瀉心湯選用。

夏月熱久入血，最多蓄血一證，徐云：歷練之言。譫語昏狂，看法以小便清長，大便必黑爲是。桃核承氣湯（八十八）爲要藥。

瘧多用烏梅，以瘦泄木安土之意，雄按：邪未衰者忌之。用常山、草果，乃劫其太陰之寒，以常山極走，使二邪不相併之謂，徐云：兼治痰。雄按：内無寒痰者，不可浪用。用人參、生薑，曰露薑飲（九十一），一以固元，一以散邪，取通神明去穢惡之義。雄按：必邪衰而正氣已虛者，可用此。總之久瘧氣餒。凡壯膽氣，皆可止瘧，未必真有瘧鬼。雄按：有物憑之者，間或有之，不必凡患瘧疾皆有祟也。又瘧疾既久，深入血分，或結瘧母，鱉甲煎丸（九十二）。設用煎方，活血通絡可矣。

徐忠可云：幼兒未進穀食者，患瘧久不止，用涼糖濃湯，余試果驗。徐云：亦一單方。汪按：冰糖用秋露水煎尤良。雄按：食穀者瘧久不衹，須究其所以不衹而治之。

痢疾一證，古稱滯下，蓋裏有滯濁而後下也。但滯在氣，滯在血，冷傷熱傷而滯非一。今人以滯爲食，但以消食，並令禁忌飲食而已。

雄按：更有拘泥噤不死之痢疾一言，不論痢屬何邪，邪之輕重，强令納食以致劇者，近尤多也。蓋所謂噤不死之痢疾者，言痢之能噤者乃不死之證，非惡穀而强食也。

夫瘧痢皆起夏秋，都因濕熱鬱蒸，以致脾胃水穀不運，濕熱爍氣，血爲黏膩，先痛後痢，痢後不爽。若偶食瓜果水寒即病，未必即變爲熱，先宜辛溫疏利之劑，雄按：雖未必即化爲熱，然有暑濕内鬱，本將作痢，偶食生冷，其病適發者，仍須察脈證，而施治法，未可遽以爲寒證也。余見多矣，故謹贅之。若膿血幾十行，㽲痛後重，初用宣通驅熱，如芩、連、大黄必加甘草以緩之，非如傷寒糞堅，須用芒硝鹹以軟堅，直走破泄至陰；此不過苦能勝濕，寒以逐熱，足可卻病。古云行血則便膿愈，導氣則後重除。行血涼血，如丹皮、桃仁、延胡、黑楂、歸尾、紅花之屬。導氣如木香、檳榔、青皮、枳、樸、橘皮之屬。世俗通套，不過如此。蓋瘧傷於經，猶可延挨，痢關乎臟，誤治必危。診之大法，先明體質強弱，肌色蒼嫩，更詢起居致病因由。初病體堅質實，前法可遵。久病氣餒神衰，雖有腹痛後重，亦宜詳審，不可概以攻積清奪施治。

噤口不納水谷，下痢都因熱昇濁攻，必用大苦如芩、連、石蓮清熱，人參輔胃益氣，熱氣一開，即能進食，藥宜頻頻進二三日。徐云：人參必同清熱藥用，便爲合度。

小兒熱病最多者，以體屬純陽。六氣著人氣血，皆化爲熱也。雄按：大人雖非純陽，而陰虛體多。客邪化熱，亦甚易也。飲食不化，藴蒸於裏，亦從熱化矣。然有解表已復熱，攻裏熱已復熱，利小便愈後復熱，養陰滋清熱亦不除者。張季明謂元氣無所歸著，陽浮則倏熱矣。六神湯（九十三）主之。

秋深初涼，稚年發熱咳嗽，雄按：大人亦多病此。證似春月風溫證，但溫乃漸熱之稱，涼即漸冷之意。春月爲病，猶是冬令固密之餘。秋令感傷，恰值夏月發泄之後，其體質之虛實不同，徐云：通人之言也。但溫自上受，燥自上傷，理亦相等，均是肺氣受病。世人誤認暴感風寒，混投三陽發散，津劫燥甚，喘急告危。若果暴涼外束，身熱痰嗽，只宜葱豉湯（五十一）。或蘇梗、前胡、杏仁、枳桔之屬，僅一二劑亦可。更有麤工亦知熱病，與瀉白散（五十四）加芩連之屬，不知愈苦助燥，必增他變。當以辛涼甘潤之方，氣燥自平而愈，慎勿用苦燥劫爍胃汁。雄按：夏令發泄，所以伏暑之證，多於伏寒也。

秋燥一證，氣分先受，治肺爲急。若延綿數十日之久，病必入血分，又非輕浮肺藥可治，須審體質證端，古謂治病當活潑潑地，如盤走珠耳。

沈堯封曰：在天爲燥，在地爲金，燥亦五氣之一也。雄按：以五氣而論，則燥爲涼邪，陰凝則燥，乃其本氣。但秋燥二字皆從火者，以秋承夏後，火之餘焰未息也。若火既就之，陰竭則燥，是其標氣，治分溫潤涼潤二法。然金曰從革，故本氣病少，標氣病多，此聖人制字之所以從火。而《內經》云：燥者潤之也。海峰云：燥氣勝復。片言而析，是何等筆力。然燥萬物者，莫熯乎火，故火未有不燥，而燥未有不從火來。溫熱二證論火，即所以論燥也，若非論燥，仲景條內兩渴字從何處得來！且熱病條云口燥渴，明將燥字點出。喻氏云：古人以燥熱爲暑，故用白虎湯主治，此悟徹之言也。明乎此，則溫熱二證火氣兼燥，夫復何疑！雄按：今人以暑爲陰邪，又謂暑中有濕，皆囈語也。

徐洄溪曰：此卷議論，和平精切，字字金玉，可法可傳，得古人之真詮而融化之，不僅名家，可稱大家矣，敬服敬服！

黄退庵曰：先生乃吳中之名醫也，始習幼科，後學力日進，擴充其道，於内科一門，可稱集大成焉。論溫證雖宗河間，而用方工細，可謂青出於藍。但欲讀其書者，須先將仲景以下諸家之説，用過工夫，然後探究葉氏方意所從來，庶不爲無根之萍也。

雄按：葉氏醫案，乃後人所輯，惟此卷《幼科要畧》，爲先生手定，華氏刻於醫案後以傳世。徐氏以爲字字金玉，奈大方家視爲幼科治法，不過附庸於此集，皆不甚留意。而習幼科者，謂此書爲大方之指南，更不過而問焉。即闡發葉氏如東扶、鞠通、虚谷者，亦皆忽畧而未之及也。余謂雖爲小兒說法，大人豈有他殊，故於《溫熱論》後，附載春溫、夏暑、秋燥諸條，舉一反三，不僅爲活幼之慈航矣。

卷四

陳平伯外感溫熱篇

雄按：此與下篇相傳爲陳、薛所著，究難考實，姑從俗以標其姓字，俟博雅正之。

蓋聞外感不外六淫，而民病當分四氣。治傷寒家，徒守發表攻裏之成方，不計辛熱苦寒之貽害，遂使溫熱之旨，蒙昧不明，醫門缺典，莫此甚焉。祖恭不敏，博覽群書，廣搜載籍，而恍然於溫熱病之不可不講也。《內經》云：冬不藏精，春必病溫。蓋謂冬令嚴寒，陽氣內斂，人能順天時而固密，則腎氣內充，命門爲三焦之別使，亦得固腠理而護皮毛，雖當春令升泄之時，而我身之真氣，則內外彌綸，不隨升令之泄而告匱，縱有客邪，安能內侵！是《內經》所以明致病之原也。然但云冬不藏精，而不及他時者，以冬爲水旺之時，屬北方寒水之化，於時爲冬，於人爲腎，井水溫而堅冰至，陰外陽內，有習坎之義。故立言歸重於冬，非謂冬宜藏而他時可不藏精也。雄按：喻氏云：春夏之病皆起於冬，至秋冬二時之病皆起於夏，夏月藏精，則熱邪不能侵，與冬月之藏精，而寒邪不能入者無異也。故丹溪謂夏月必獨宿淡味，保養金水二藏，尤爲攝生之儀式焉。即春必病溫之語，亦是就近指點，總見裏虛者表不固，一切時邪，皆易感受，學者可因此而悟及四時六氣之爲病矣。雄按：此論冬不藏精，春易病溫之理甚通。惟不知有伏氣爲病之溫，是其蔽也。陳氏此篇，與鞠通《條辨》，皆葉氏之功臣。然《幼科要畧》，明言有伏氣之溫熱，二家竟未細繹，毋乃疏乎。二家且然，下此者更無論矣。《難經》云：傷寒有五：有傷寒、雄按：麻黄湯證是也。有中風、雄按：桂枝湯證是也。有風溫、雄按：冬溫春溫之外受者。有熱病、雄按：即暑病也，又謂之暍。有濕溫。雄按：即暑兼濕爲病也，亦曰暍熱。夫統此風寒濕熱之邪，而皆名之曰傷寒者，亦早鑒於寒臟受傷，外邪得入，故探其本而皆謂之傷寒也。雄按：仲景本論，治法原有區別，界畫甚嚴，後人不察，罔知所措，多致誤人。茲余輯此專論，以期瞭然於學者之心目也。獨是西北風高土燥，風寒之爲病居多；雄按：亦不盡然。東南地卑水濕，濕熱之傷人獨甚。從來風寒傷形，傷形者定從表入；濕熱傷氣，傷氣者不盡從表入。故治傷寒之法，不可用以治溫熱也。夫溫者暖也，熱也，非寒之可比也。風邪外束，則曰風溫。濕邪內侵，則曰濕溫。縱有微寒之兼襲，不同栗冽之嚴威，是以發表宜辛涼不宜辛熱，清裏宜泄熱不宜逐熱。雄按：亦有宜逐者，總須辨證耳。蓋風不兼寒，即爲風火，濕雖化熱，終屬陰邪。雄按：濕固陰邪，其兼感熱者，則又不可謂之陰矣。自昔仲景著書，不詳溫熱，遂使後人各呈家伎，漫無成章。而凡大江以南，病溫多而病寒少，雄按：北省溫病，亦多於傷寒。投以發表不遠熱，攻裏不遠寒諸法，以致死亡接踵也，悲夫！雄按：篇中非伏氣之說，皆爲節去，棄暇錄瑜，後皆倣此。

風溫爲病，春月與冬季居多，或惡風，或不惡風，必身熱咳嗽煩渴，此風溫證之提綱也。

自註：春月風邪用事，冬初氣暖多風，雄按：冬暖不藏，不必定在冬初也。故風溫之病，多見於此。但風邪屬陽，陽邪從陽，必傷衛氣，人身之中，肺主衛，又胃爲衛之本，是以風溫外薄，肺胃內應，風溫內襲，肺胃受病。其溫邪之内外有異形，而肺胃之專司無二致，故惡風爲或有之證，而熱渴咳嗽爲必有之證也。三復仲景書：言溫病者再，一則曰太陽病發熱而渴不惡寒者爲溫病，此不過以不惡寒而渴之證，辨傷寒與溫病之異，而非專爲風溫敘證也。雄按：此言伏氣發爲春溫，非冬春所感之風溫，故曰太陽病，以太陽爲少陰之表也。再則曰發汗已身爍熱者，名曰風溫。夫爍熱因於發汗，其誤用辛熱發汗可知。仲景復申之曰：風溫爲病，脈陰陽俱浮，自汗出，身重多眠睡，鼻息必鼾，語言難出，凡此皆誤汗劫液後變見之證，非溫病固有之證也。續云：若被下者，直視失溲。若被火者，發黄色，劇則如驚癇狀，時瘛瘲。若火熏之，一逆尚引日，再逆促命期，亦祇詳用下、用火之變證，而未言風溫之本來見證也。雄按：此言溫病誤汗，熱極生風，故曰風溫，乃内風也，非冬春外感之風溫。陳氏不知有伏氣春溫之病，強爲引證，原可刪也，然病之內外雖殊，證之屬溫則一，姑存之以爲後學比例。然從此細參，則知風溫爲燥熱之邪，燥令從金化，燥熱歸陽明，故肺胃爲溫邪必犯之地。且可悟風溫爲燥熱之病，燥則傷陰。熱則傷津，泄熱和陰，又爲風溫病一定之治法也。反此即爲逆矣。用是不辭僭越，而於仲景之無文處求文，無治處索治，敘證施治，列爲條例。知我罪我，其在斯乎。雄按：外感溫病，仲聖雖未言而葉氏已詳論矣。

風溫證，身熱畏風，頭痛、咳嗽、口渴，脈浮數，舌苔白者，邪在表也。當用薄荷、前胡、杏仁、桔梗、桑葉、川貝之屬，涼解表邪。楊云：前胡、桔梗一降一升，以泄肺邪，誠善。然桔梗宜少用。

自註：風屬陽邪，不挾寒者爲風溫，陽邪必傷陽絡，是以頭痛畏風，邪鬱肌表，肺胃內應，故咳嗽口渴苔白，邪留於表，故脈浮數。表未解者當先解表，但不同於傷寒之用麻桂耳。

雄按：何西池云：辨痰之法，古人以黄稠者爲熱，稀白者爲寒，此特言其大概，而不可泥也。以外感言之，傷風咳嗽，痰隨嗽出，頻數而多，色皆稀白，誤作寒治，多致睏頓。蓋火盛壅逼，頻咳頻出，停留不久，故未至於黄稠耳。迨火衰氣平，咳嗽漸息，痰之出者，半日一口，反黄而稠，緣火不上壅，痰得久留，受其煎煉使然耳。故黄稠之痰，火氣尚緩而微，稀白之痰，火氣反急而盛也。此皆當用辛凉解散，而不宜於溫熱者，推之内傷亦然。孰謂稀白之痰，必屬於寒哉！總須臨證細審，更參以脈，自可見也。

風溫證，身熱咳嗽，自汗口渴，煩悶脈數，舌苔微黄者，熱在肺胃也。當用川貝、牛蒡、桑皮、連翹、橘皮、竹葉之屬，涼泄裹熱。

此溫邪之内襲者，肺熱則咳嗽汗泄，胃熱則口渴煩悶，苔白轉黄，風從火化，故以清泄肺胃爲主。

雄按：苔黄不甚燥者，治當如是。楊云：故條中言微黄亦具見斟酌。若黄而已乾，則桑皮、橘皮皆嫌其燥，須易栝蔞、黄芩，庶不轉傷其液也。

風温證，身爍熱，口大渴，咳嗽煩悶，讝語如夢語，脈弦數，乾嘔者，此熱爍肺胃，風火内旋。當用羚羊角、川貝、連翹、麥冬、石斛、青蒿、知母、花粉之屬，以泄熱和陰。

此温邪襲入肺胃之絡，爍鑠陰津，引動木火，故有煩渴嘔逆等證，急宜泄去絡中之熱，庶無風火相煽，走竄包絡之虞。

雄按：嗽且悶，麥冬未可即授，嫌其滋也。汪按：徐洄溪謂麥冬能滿肺氣，非實嗽所宜是也。以爲大渴耶，已有知母、花粉足勝其任矣。木火上衝而乾嘔，則青蒿雖清少陽而嫌乎升矣，宜去此二味，加以梔子、竹茹、枇杷葉則妙矣。楊云：議藥細極微芒，讀者不可草草讀過。

風溫證，身熱咳嗽，口渴下利，苔黃讝語，胸痞，脈數，此溫邪由肺胃下註大腸。當用黃芩、桔梗、煨葛、豆卷、甘草、橘皮之屬，以升泄溫邪。

大腸與胃相連屬，與肺相表裏，溫邪內逼，下注大腸，則下利。治之者，宜清泄溫邪，不必專於治利，按《傷寒論》下利讝語者，有燥矢也，宜大承氣湯(六)。是實熱內結，逼液下趨，必有舌燥苔黃刺及腹滿痛證兼見，故可下以逐熱，若溫邪下利，是風熱內迫，雖有讝語一證，仍是無形之熱，蘊蓄於中，而非實滿之邪，盤結於內，故用葛根之升提，不任硝、黃之下逐也。汪按：升提亦所不任。

雄按：傷寒爲陰邪，未曾傳腑化熱，最慮邪氣下陷，治必升提溫散，而有早下之戒。溫熱爲陽邪，火必剋金，故先犯肺，火性炎上，難得下行。若肺氣肅降有權，移其邪由腑出，正是病之去路，升提胡可妄投，楊云：小兒患疹必下利，與此正同，故溫病多有發疹者，誤升則邪入肺絡，必喘吼而死。既云宜清泄其邪，不必專於治利矣。況有咳嗽胸痞之兼證，豈葛根、豆卷、桔梗之所宜乎！當易以黄連、桑葉、銀花。須知利不因寒，潤藥亦多可用。仲聖以豬膚、白蜜治溫病下利。《寓意草》論肺熱下利最詳，學者宜究心焉。且傷寒與溫熱邪雖不同，皆屬無形之氣。傷寒之有燥矢，並非是氣結，乃寒邪化熱，津液耗傷糟粕煉成燥矢耳。溫熱病之大便不閉爲易治者，以臟熱移腑，邪有下行之路，所謂腑氣通則臟氣安也。設大便閉者，熱爍胃津，日久亦何嘗無燥矢宜下之證哉！惟傷寒之大便不宜早解，故必邪入於腑，始可下其燥矢。溫熱由肺及胃，雖不比疫證之下不嫌早，而喜其便通，宜用清涼，故結成燥矢者較少耳。憶嘉慶己卯春，先君子病溫而大便自利，彼時吾杭諸名醫咸宗陶節庵書以治傷寒，不知所謂溫證也，見其下利，悉用此葛升提，提而不應，或云是漏底證，漸投溫補，病日以劇，將治木矣。父執翁七丈，忘其字矣，似是立賢二字。薦浦上林先生來視，浦年甚少，診畢，即曰是溫證也，殆誤作傷寒治，而多服溫燥之藥乎！幸而自利不止，熱勢尚有宣泄，否則早成灰燼，奚待今日耶！即用大劑犀角、石膏、銀花、花粉、鮮生地、麥冬等藥，囑煎三大碗，置於榻前，頻頻灌之，藥未煎成之際，先笮蔗漿恣飲之，諸戚長見方，相顧莫決，賴金履思丈力持煎其藥。至一週時服竣，病有起色，遂以漸愈。時雄年甫十二，聆其言而心識之。逾二年先君捐館，雄糊口遠遊，聞浦先生以善用清涼，爲眾口所鑠，乃從事於景岳，而以溫補稱，枉道徇人，惜哉！然雄之究心於溫熱，實浦先生有以啟之也，浦今尚在，因其遠徙於鄉，竟未遑往質疑義爲恨。附記於此，聊志感仰之意云爾。

風溫證，熱久不愈，咳嗽脣腫，口渴胸悶，不知饑，身發白㾦如寒栗狀，自汗，脈數者，此風邪挾太陰脾濕，發爲風疹，楊云：白疹乃肺胃濕熱也，與脾無涉，亦與風無涉。用牛蒡、荊芥、防風、連翹、橘皮、甘草之屬，涼解之。

風溫本留肺胃，若太陰舊有伏濕者，風熱之邪，與濕熱相合，流連不解，日數雖多，仍留氣分，由肌肉而外達皮毛，發爲白疹。蓋風邪與陽明營熱相並則發斑，與太陰濕邪相合則發疹也。又有病久中虛，氣分大虧而發白疹者，必脈微弱而氣倦怯，多成死候，不可不知。汪按：前説即白如水晶色之白痦，後説即白如枯骨之白痦也。

雄按：白疹即白痦也，雖挾濕邪久不愈而從熱化，且汗渴脈數，似非荊、防之可再表。楊云：此濕亦不必用橘皮之燥。宜易滑石、葦莖、通草，楊云：精當。斯合涼解之法矣。

若有虛象，當與甘藥以滋氣液。

風溫證，身熱咳嗽，口渴胸痞，頭目脹大，面發泡瘡者，風毒上壅陽絡。當用荊芥、薄荷、連翹、元參、牛蒡、馬勃、青黛、銀花之屬，以清熱散邪。

此即世俗所謂大頭病也。古人用三黃湯（九十四）主治。然風熱壅遏，致絡氣不宣，頭腫如鬥，終不若倣普濟消毒飲之宣絡滌熱爲佳。汪按：方附見（九十五）。

風溫證，身大熱，口大渴，目赤唇腫，氣麤煩躁，舌絳齒板，痰咳，甚至神昏讝語，下利黃水者，風溫熱毒，深入陽明營分，最爲危候。用犀角、連翹、葛根、元參、赤芍、丹皮、麥冬、紫草、川貝、人中黃，解毒提斑，間有生者。楊云：葛根、麥冬，俱與證不甚登對。

此風溫熱毒，内壅肺胃，侵入營分，上下内外，充斥肆逆，若其毒不甚重，或氣體壯實者，猶如挽回，否則必壞。

風溫毒邪，始得之，便身熱口渴，目赤咽痛，卧起不安，手足厥冷，泄瀉脈伏者，熱毒内壅，絡氣阻遏。當用升麻、楊云：凡涉咽痛者，一用昇麻，則邪入肺絡，必喘吼而聲如曳鋸，陳氏想未之見耳。

黄芩、犀角、銀花、甘草、豆卷之屬，升散熱毒。

此風溫毒之壅於陽明氣分者。楊云：仍是肺病。即仲景所云，陽毒病是也，五日可治，七日不可治。乘其邪犯氣分，未入營陰，故可升散而愈。

風溫證，身熱自汗，面赤神迷，身重難轉側，多眠睡，鼻鼾，語難出，脈數者，溫邪内逼，陽明精液劫奪，神機不運。用石膏、知母、麥冬、半夏、竹葉、甘草之屬，泄熱救津。

鼻鼾面赤，胃熱極盛，人之陰氣，依胃爲養，熱邪内爍，胃液乾枯，陰氣復有何資，而能滲諸陽灌諸絡？是以筋骨懈怠，機關失運，急用甘涼之品，以清熱濡津，或有濟也。

雄按：宜加西洋參、百合、竹瀝。

風溫證，身熱痰咳，口渴神迷，手足瘛瘲，狀若驚癇，脈弦數者，此熱劫津液，金因木旺，當用羚羊、川貝、青蒿、連翹、知母、麥冬、鉤藤之屬，以息風清熱。

肺屬金而畏火，賴胃津之濡養，以肅降令而溉百脈者也。熱邪内盛，胃津被劫，肺失所資，木爲火之母，子能令母實，火旺金囚，木無所畏，反侮所不勝。是以筋脈失養，風火内旋，瘛瘲驚癇，在所不免，即俗云發痙是也，故以息風清熱爲主治。

雄按：可加元參、梔子、絲瓜絡。

風溫證，熱渴煩悶，昏憒不知人，不語如屍厥，脈數者，此熱邪内藴，走竄心包絡。當用犀角、連翹、焦遠志、鮮石菖蒲、麥冬、川貝、牛黄、至寶之屬，泄熱通絡。

熱邪極盛。與三焦相火相煽，最易内竄心包，逼亂神明，閉塞絡脈。以致昏迷不語，其狀如屍，俗謂發厥是也，閉者宜開，故以香開辛散爲務。

熱邪極盛，三焦相火相煽，最易內竄心包，逼亂神明，閉塞絡脈，雖是喻氏之言，而法以香開辛散。然熱極似水，一派煙霧塵天，蒙住心胸，不知不識，如人行煙塵中，口鼻皆燥，非兩解不能散其勢，再入溫熱之處，則人當燥悶死矣。且溫熱多燥，辛香之品，盡是燥，燥與熱鬥，立見其敗，且心神爲熱邪蒸圍，非閉塞也。有形無形，治法大異。遇此每在敗時，故前人不能探其情。今補薛生白先生一法於後，汪按：此乃駁香開辛散之法，而別立一法，與本書極異趣。蓋此條當是他人附贅之評語，非本書也。明雄黃一兩，研極細，入銅勺內，又研提淨牙硝六錢，微火熔化，撥勻如水時，楊云：雄黃多而牙硝少，何能勻撥如水，兩字錢字必有一誤。急濾清者於碗，麤渣不用，凝定。此丹竈家秘制也。凡遇前證，先用陳雨水十碗內取出一碗，煎木通一錢、通草三錢，傾入九碗冷水內，又取犀角磨入三錢，或旋磨旋與亦可。每碗約二、三分，再將制雄挑二、三厘入碗，冷與服。時時進之。能於三日内進之盡，必有清痰吐出數碗而愈，楊云：據此用法，當時黄一分硝六分也。十救七、八。蓋此證死期最緩，而醫人無他法，每每付之天命，牛黄清心而已，可勝長嘆。雄按：煉雄黄法倣於《游宦紀聞》。見《知不足齋叢書》。

薛生白濕熱病篇

雄按：《江本》、《吴本》俱作濕温。

雄按：此篇始見於舒鬆摩重刻《醫師秘笈》。後云是薛作，章氏從而釋之。而江白仙本以附陳作後，吴子音《温熱贅言》，連前篇並爲一人之書，並不標明何人所著，但曰寄瓢子述，且前篇之末，有今補薛生白先生一法於後云云，則此篇亦非薛著矣。其本所補一法，又無薛生白三字，且此篇張友樵所治酒客之案，但稱曰余診，言人人殊，無從覈實，姑存疑以質博雅。

一、濕熱證，雄按：既受濕又感暑也，即是濕温亦有濕邪，久伏而化熱者。喻氏以爲三氣者，謂夏令地氣已熱，而又加以天上之暑也。始惡寒，後但熱不寒，汗出胸痞，舌白。《吴本》下有『或黄』二字。口渴不引飲，雄按：甘露消毒丹（九十五）最妙。《吴本》，雖出《江本》之後，無甚異同，所附酒客案云，是其師治，似較《江本》爲可信也。故引證但據《吳本》，而《江本》從略。

自註：此條乃濕熱證之提綱也。濕熱病屬陽明太陰經者居多，章虛谷云：胃爲戊土屬陽，脾爲己土屬陰，濕土之氣，同類相召，故濕熱之邪，始雖外受，終歸脾胃也。中氣實則病在陽明，中氣虛則病在太陰。外邪傷人，必隨人身之氣而變，如風寒在太陽則惡寒，傳陽明既變爲熱不惡寒，今以暑濕所合之邪，故人身陽氣旺即隨火化，而歸陽明，陽氣虛即隨濕化而歸太陰也。病在二經之表者，多兼少陽三焦。雄按：此二句從《吳本》補入。病在二經之裏者，每兼厥陰風木，以肝脾胃所居相近也。以少陽厥陰同司相火。少陽之氣由肝膽而升，流行三焦，即名相火。陽明太陰濕熱內鬱，鬱甚則少火皆成壯火，而表裏上下，充斥肆逆，《經》曰：少火生氣，壯火食氣，少火者陽和之生氣，即元氣也。壯火爲亢陽之暴氣，故反食其元氣，食猶蝕也。外邪鬱甚，使陽和之氣悉變爲亢暴之氣，而充斥一身也。故是證最易耳聾乾嘔，發痙發厥。暑濕之邪，蒙蔽清陽，則耳聾。內擾肝脾胃，則乾嘔而痙厥也。而提綱中不言及者，因以上諸證，皆濕熱病兼見之變局，而非濕熱必見之正局也。必見之證，標於提綱，使人辯認，不至與他病混亂，其兼見之變證，或有或無，皆不可定，若標之反使人迷惑也。始惡寒者，陽爲濕遏而惡寒，終非若寒傷於表之惡寒，濕爲陰邪，始遏其陽而惡寒，即與暑合，則兼有陽邪，終非如寒邪之純陰，而惡寒甚也。後但熱不寒，則鬱而成熱，反惡熱矣。雄按：後則濕鬱成熱，故反惡熱，所謂六氣皆從火化也。況與暑合，則化熱尤易也。熱盛陽明則汗出，章云：熱在濕中蒸濕爲汗。濕蔽清陽則胸痞，濕邪內盛則舌白，濕熱交蒸則舌黃；雄按：觀此句則提綱中舌白下應有或黃二字。熱則液不升，而口渴；濕則飲內留，而不引飲。章云：以上皆明提綱所標爲必有之證也。然所云表者，乃太陰陽明之表，而非太陽之表。濕熱邪歸脾胃，非同風寒之在太陽也。雄按：據此則前病在太陰下必有脫簡，應從《吳本》補入。太陰之表，四肢也，陽明也。陽明之表，肌肉也，胸中也。四肢稟氣於脾胃，而肌肉脾胃所主，若以脾胃分之，則胃爲脾之表，胸爲胃之表也。故胸痞爲濕熱必有之證。四肢倦怠，肌肉煩疼，亦必並見。此濕熱在脾胃之表證也。其所以不乾太陽者，以太陽爲寒水之腑，主一身之表，雄按：肺爲天，天包地外而處於上；膀胱爲水，水環地極而處於下，故皆爲一身之表。而風爲陽邪，首及肺經；寒爲陰邪，先犯膀胱。惟濕爲中土之氣，胃爲中土之腑，故胃受之。楊云：此註奇情至理，所謂語必驚人，總近情也。風寒必自表入，故屬太陽。雄按：陳亮師云：風邪上受，肺合皮毛，故桂枝證，有鼻鳴乾嘔也。濕熱之邪從表傷者，十之一、二。章云：是濕隨風寒而傷表，鬱其陽氣而變熱，如仲景條內之麻黃赤小豆湯（十五）證是也。由口鼻入者，十之八、九。暑熱薰蒸之氣，必由口鼻而入，陽明爲水穀之海，太陰爲濕土之臟，故多陽明、太陰受病，濕輕暑重，則歸陽明；暑少濕多，則歸太陰。膜原者，外通肌肉，内近胃腑，即三焦之門戶，實一身之半表半裏也，雄按：此與葉氏溫熱篇第三章之論合。邪由上受，直趨中道，故病多歸膜原。章云：外經絡，内臟腑，膜原居其中，爲内外交界之地，凡口鼻肌肉所受之邪，皆歸於此也，其爲三焦之門戶，而近胃口，故膜原之邪，必由三焦而入脾胃也。楊云：細繹此言，則膜原乃人脂内之膜也。然邪之由鼻入者，必先至肺，由口入者，必先至胃，何以云必歸膜原？此不可解者也。若云在内之邪，必由膜原達外，在外之邪，必由膜原入内，則似矣。要之濕熱之病，不獨與傷寒不同，且與溫病大異。溫病乃少陰太陽同病，此仲景所論，伏氣之春溫，若葉氏所論外感之風溫，則又不同者矣。雄按：此註知有少陰太陽之溫病，則與前篇風溫條例爲非伏氣之論者，斷非一人之筆，即按文義亦彼遜於此，吳氏何以並爲一家？《江本》必欲相合強爲刪改？豈非自呈僞妄耶！汪按：前篇自序自稱其名曰祖恭，未言又有此篇，此篇又無自序，其非出一人手明甚，夢隱辯之是也。濕熱乃陽明太陰同病也。始受於膜原，終歸於脾胃。而提綱中言不及脈者，以濕熱之證，脈無定體，或洪或緩，或伏或細，各隨證見，不拘一格，故難以一定之脈，拘定後人眼目也。陽明熱盛見陽脈，太陰濕盛見陰脈，故各隨證見也。

濕熱之證，陽明必兼太陰者，徒知臟腑相連，濕土同氣，而不知當與濕病之必兼少陰比例。少陰不藏，水火内燔，風邪外襲，表裏相應，故爲溫病。此即經言冬不藏精，春發溫病。先由內傷而後外盛，膏粱中人多有之。其冬傷於寒，曰少陰伏邪。至春發出於太陽之溫病，藜藿中人多有之，皆必兼少陰者也。若外感風溫，邪由上受者，又當別論矣。

太陽內傷，濕飲停聚。客邪再至，內外相引，故病濕熱。脾主爲胃行津液者也，脾傷而不健運，則濕飲停聚，故曰脾虛生內濕也。雄按：此言內濕素盛者，暑邪入之，易於留著，而成濕溫病也。此皆先有內傷，再感客邪，非由腑及臟之謂。若濕熱之證，不挾內傷，中氣實者，其病必微。雄按：內濕不盛者，暑邪無所依傍，雖患濕溫治之易愈。或有先因於濕，再因饑勞而病者，亦屬內傷挾濕，標本同病。然勞倦傷脾爲不足，濕飲停聚爲有餘。雄按：脾傷濕聚，曷云有餘？蓋太飽則脾困，過逸則脾滯，脾氣因滯而少健運，則飲停濕聚矣。較之饑傷而脾餒，勞傷而脾乏者，則彼尤不足，而此尚有餘也。後人改饑飽勞逸爲饑飽勞役，不但辨證不明，於字義亦不協矣。所以內傷外感，孰多孰少，孰實孰虛，又在臨證時權衡矣。

二、濕熱證，惡寒無汗，身重頭痛，雄按：《吳本》下有胸痞腰疼四字。濕在表分，宜藿香、香薷、羌活、蒼术皮、薄荷、牛蒡子等味。頭不痛者，去羌活。雄按：《吳本》無藿香、香薷、薄荷、牛蒡子，有葛根、神曲、廣皮、枳殼。

自註：下倣此身重惡寒，濕遏衛陽之表證。頭痛必挾風邪，故加羌活，不獨勝濕，且以祛風。楊云：濕宜淡滲，不宜專用燥藥。頭痛屬熱，不必牽涉及風。此條乃陰濕傷表之候。章云：惡寒而不發熱，故爲陰濕。雄按：陰濕故可用薷、术、羌活以發其表，設暑勝者，三味皆爲禁藥。章氏既知陰濕，因見其有香薷一味，遂以此條爲暑證之實據，總由誤以濕熱爲暑也，故其論暑，連篇纍牘，皆是影響之談。夫七政運行，有形可據，尚難臆斷，況太極無形，空談無謂，道邇求遠，反誤後人。茲概從刪，免滋眩惑。

三、濕熱證，雄按：《吳本》下有『汗出』二字。惡寒發熱，身重關節疼雄按：《吳本》下有『胸痞腰』三字。痛，濕在肌肉，不爲雄按：《吳本》作『可』。汗解，宜滑石、大豆黃卷、茯苓皮、蒼术皮、藿香葉、鮮荷葉、白通草、桔梗等味。不惡寒者，去蒼术皮。雄按：《吳本》此句作『汗少惡寒者』，加葛根條內無荷葉、藿香、通草、桔梗，有神曲、廣皮。

此條外候與上條同，惟汗出獨異，更加關節疼痛，乃濕邪初犯陽明之表，而即清胃脘之熱者，不欲濕邪之鬱熱上蒸，而欲濕邪之淡滲下走耳，此乃陽濕傷表之候。以其惡寒少而發熱多，故爲陽濕也。雄按：《吳本》下有『然藥用滲利。其小便之不利可知矣』二句。汪按：此二句乃他人所附評語。

四、濕熱症，三四日即口噤，四肢牽引拘急，甚則角弓反張，此濕熱侵入經絡脈隧中，宜鮮地龍、秦艽、威靈仙、滑石、蒼耳子、絲瓜藤、海風藤，酒炒黃連等味。雄按：吳本無此條。

此條乃濕邪挾風者，風爲木之氣，風動則木張，乘入陽明之絡則口噤，走竄太陰之經則拘攣，故藥不獨勝濕，重用息風，一則風藥能勝濕，一則風藥能疏肝也。選用地龍、諸藤者，欲其宣通脈絡耳。十二經絡，皆有筋相連繫，邪由經絡傷及於筋而瘛瘲拘攣，角弓反張。筋由肝所主，故筋病必當舒肝。雄按：地龍殊可不必，加以羚羊、竹茹、桑枝等亦可。伯云：地龍、靈仙、蒼耳、海風藤似嫌過於走竄，不如羚羊、竹茹、桑枝等較妥，或加鈎藤可乎？

或問仲景治痙，原有桂枝加栝蔞根及葛根湯兩方，豈宜於古而不宜於今耶！今之痙者與厥相連，仲景不言及厥。豈《金匱》有遺文耶？余曰：非也。藥因病用，病源即異，治法自殊。汪按：不但此也，洄溪已云，《金匱》治痙諸方見效絕少矣。傷寒之痙自外來，謂由外風。證屬太陽，口噤，即屬陽明，義詳本論。治以散外邪爲主。濕熱之痙自內出，謂由內風，波及太陽，治以息内風爲主。蓋三焦與肝膽同司相火，少陽生氣，生於肝膽，流行三焦，名相火也。中焦濕熱不解，則熱盛於裏，而少火悉成壯火，火動則風生，而筋攣脈急。風煽則火熾，而識亂神迷。雄按：設再投桂葛以助其風，則燎原莫救矣。身中之氣隨風火上炎，而有升無降，雄按：治漫熱諸病者，不可不知此理。常度盡失，由是而形若屍厥。正《内經》所謂血之與氣並走於上，則爲大厥者是也。外竄經脈則成痙，内侵膻中則爲厥，痙厥並見，正氣猶存一線，則氣復返而生，胃津不克支持，則厥不回而死矣。雄按：喻氏云：人生天真之氣，則胃中之津液是也。故治溫熱諸病，首宜瞻顧及此。董廢翁云：胃中津液不竭，其人必不即死，皆見到之言也。奈世人既不知溫熱爲何病，更不知胃液爲何物，溫散燥烈之藥漫無顧忌，誠不知其何心也。所以痙之與厥，往往相連，傷寒之痙自外來者，安有是哉！雄按：此痙即瘛瘲也，吳鞠通辨之甚詳確。

暑月痙證與霍亂同出一源，風自火生，火隨風轉，乘入陽明則嘔，賊及太陰則瀉，是名霍亂。竄入筋中則攣急，流入脈絡則反張，是名痙。但痙證多厥，霍亂少厥，蓋痙證風火閉鬱，鬱則邪勢愈甚，不免逼亂神明，故多厥。霍亂風火外泄，泄則邪勢外解，雄按：宜作『越』。不至循徑而走，故少厥。此痙與霍亂之分別也。然痙證邪滯三焦，三焦乃火化，風得火而愈煽，則逼入膻中而暴厥。霍亂邪走脾胃，脾胃乃濕化，邪由濕而停留，則淫及諸經而拘攣。火鬱則厥，火竄則攣，又痙與厥之遺禍也。痙之攣結乃濕熱生風，霍亂之轉筋乃風來勝濕，雄按：木克土也。痙則由經及臟而厥，霍亂則由臟及經而攣，總由濕熱與風淆亂清濁升降失常之故。夫濕多熱少，則風入土中而霍亂，雄按：霍亂濕多熱少道其常也，余自髫年，即見此證流行死亡接踵，然聞諸父老云，向來此證甚稀，而近則常有，因於道光戊戌輯一專論問世，嗣後此證屢行，然必在夏熱亢旱酷暑之年，則其證乃劇。自夏末秋初而起，直至立冬後始息。夫彤彤徂暑，濕自何來，緣今人蘊濕者多，暑邪易於深伏，迨一朝猝發，遂至闔戶沿村，風行似疫。醫皆未知原委，理中四逆，隨手亂投，殊可嘆也。余每治愈此證，必問其人曰，病未猝發之先，豈竟毫無所苦耶？或曰病前數日手足心先覺熱，或曰未病前觀物皆紅如火，噫！豈非暑熱內伏欲發而先露其機耶？咸豐紀元，此證盛行，經余治者，無一不活，而世人不察，輒以薑、附殺之，不已傎乎！楊云：道光元年，直省此證大作，一覺轉筋即死，京師至棺木買盡，以席裹身而葬，卒未有識爲何證者。俗傳食西瓜者即死，故西瓜賤甚。余時年十一，輒與同學者日日飽啖之，卒無恙。今讀此論，則醫學之陋，不獨今日爲然也。熱多濕少則風乘三焦而痙厥，厥而不返者死，胃液乾枯火邪盤踞也，轉筋入腹者死，胃液内涸，風邪獨勁也。然則胃中之津液所關顧不鉅哉！雄按：此理喻氏發之，葉氏暢之，實諸病之生死關鍵也。在溫熱等病尤爲扼要，然明明言之，而鞠通、虚谷之論霍亂也，猶未知之，况他人乎！厥證用辛，開泄胸中無形之邪也。乾霍亂用探吐，泄胃中有形之滯也。然泄邪而胃液不上升者，熱邪愈熾，探吐而胃液不四布者，風邪更張，終成死候，不可不知。雄按：此條自註明以濕熱二氣分疏，章氏妄逞己見，謂濕熱即暑也，强合二氣爲一氣，且併《難經》濕溫熱病爲一證矣。蓋由未讀越人之書耳，茲於原釋中悉爲訂正，而附記於此，以質宗工。

五、濕熱證，壯熱口渴舌黄，或焦紅，發痙，神昏讝語，或笑，邪爍心包，營血已耗，宜犀角、羚羊角、連翹、生地、元參、鉤藤、銀花露、鮮菖蒲、至寶丹（四十一）等味。雄按：《吳本》無銀花露。汪按：宜從《吳本》。蓋花露清靈芳潤用治熱病殊佳，然中有蘊濕者，終覺非宜也。

上條言痙，此條言厥，溫暑之邪，本傷陽氣，雄按：此謂邪之初感必先乾陽分而傷氣也。及至熱極，逼入營陰，雄按：雖挾濕邪日久，已從熱化，在氣不能清解，必至逼營。則津液耗，而陰亦病。心包受爍，神識昏亂，用藥以清熱救陰泄邪平肝爲務，雄按：昏讝乃將厥之兆也。

六、濕熱證，發痙，神昏笑妄，脈洪數有力，開泄不效者，濕熱蘊結胸膈，宜倣涼膈散（四十二）。若大便數日不通者，熱邪閉結腸胃，宜倣承氣微下之例。章云：曰宜倣，曰微下，教人細審詳慎，不可孟浪攻瀉。蓋暑濕粘膩，須化氣緩攻，不同傷寒化熱而燥結，須鹹苦峻下以行之也。雄按：《吳本》無此條。

此條乃陽明實熱，或上結，胸膈。或下結，腸胃。清熱泄邪，衹能散絡中流走之熱，而不能除腸中蘊結之邪，故陽明之邪，仍假陽明爲出路也。陽明實熱，舌苔必老黃色，或兼燥，若猶帶白色而滑者，乃濕重爲夾陰之邪，或脹滿不得不下，須佐二述健脾燥濕，否則脾傷氣陷下利不止，即變危證，蓋濕重屬太陰證，必當扶脾也。雄按：苔色白滑不渴，腹雖脹滿，是太陰寒濕，豈可議下，但宜厚樸、枳、朮等溫中化濕爲治，若陽明之邪，假陽明爲出路一言，真治溫熱病之金鍼也。蓋陽明以下行爲順，邪既犯之，雖不可孟浪攻瀉，斷不宜截其出路，故溫熱自利者，皆不可妄行提濇也。楊云：註語極鄭重，孟英辨駁尤精，二說皆宜參究。汪按：凡率投補濇者，皆不知邪必須有出路之義者也。

七、濕熱證，壯熱煩渴，舌焦紅或縮，斑疹，胸痞自利，神昏痙厥，熱邪充斥表裏三焦。宜大劑犀角、羚羊角、生地、元參、銀花露、紫草、方諸水、金汁、鮮菖蒲等味。雄按：《吳本》無銀花露、方諸水、金汁，有丹皮、連翹。

此條乃痙厥中之最重者，上爲胸悶，下挾熱利，斑疹痙厥，陰陽告困，獨清陽明之熱，救陽明之液爲急務者，恐胃液不存，其人自焚而死也。雄按：此治溫熱諸病之真詮也，醫者宜切記之。方諸水俗以蚌水代之，腥濁已甚，宜用竹瀝爲妙，此證紫雪（六十一）神犀丹皆（九十六）可用也。

八、濕熱證，寒熱如瘧，雄按：《吳本》下有『舌苔滑白，口不知味』八字。濕熱陰遏膜原，宜柴胡、厚樸、檳榔、草果、藿香、蒼朮、半夏、乾菖蒲，六一散（五十九）等味。雄按：《吳本》無柴胡、檳榔、藿香、菖蒲、有神曲。

瘧由暑熱內伏，秋涼外束而成。若夏月腠理大開，毛竅疏通，安得成瘧，而寒熱有定期，如瘧發作者，以膜原爲陽明之半表半裏，熱濕阻遏，則營衛氣爭，證雖如瘧，不得與虐同治，故倣又可達原飲之例。蓋一由外涼束，一由內濕阻也。膜原在半表半裏，如少陽之在陰陽交界處，而營衛之氣出於脾胃，脾胃邪阻，則營衛不和而發寒熱似瘧之證矣。

九、濕熱證，數日後，脘中微悶，知饑不食，濕邪蒙繞三雄按：宜作上焦，焦，宜藿香葉、薄荷葉、鮮荷葉、枇杷葉、佩蘭葉、雄按：《離騷》紉秋蘭以爲佩，故稱秋蘭爲佩蘭，若藥肆中所售之佩蘭乃嬭酣草之類，不可入藥也。汪按：蘭即省頭草，《離騷》之蘭，即本草之蘭，皆非今之蘭花，前人辨之，已極明確，不必致疑矣。蓋古人所謂香草，皆取葉香非指花香，而今之蘭花葉，實不香，明非古之蘭也。醫者疑古藥品之蘭蕙，正如儒者，疑古食品之蚔麼，皆不通古今之變者也。蘆尖、雄按：蘆即蘆根也，用尖取其宣暢。冬瓜仁等味。雄按：《吳本》無此條。

此濕熱已解，餘邪蒙蔽清陽，胃氣不舒，宜用極輕清之品以宣上焦陽氣，若投味重之劑，是與病情不相涉矣。雄按：章氏謂：輕劑專爲吳人體弱而設，是未察病情之言也。或問濕熱盛時，疫氣流行，當服何藥，預爲消弭，余謂《葉納人醫案存真》載其高祖天士先生案云：天氣鬱勃浮潮，常以枇杷葉拭去毛，淨鍋炒香，泡湯飲之，取芳香不燥，不爲穢濁所侵，可免夏秋時令之病。余則建蘭葉、竹葉、冬瓜、蘆根，皆主清肅肺氣，故爲溫熱暑濕之要藥，肺胃清降，邪自不容矣。若別藥恐滋流弊，方名雖美，不可試也。而薄滋味，遠酒色尤爲要務。此條須與第三十一條參看。彼初起之實邪，故宜湧泄。投此輕劑，不相合矣。又須與後條參看，治法有上、中之分，監證審之。解後餘邪爲虛，初發者爲實，上焦近心，故有懊憹讝語，中焦離心遠，故無如其舌黃邪盛，亦有發讝語者。

十、濕熱證，初起發熱，汗出胸痞，口渴舌白，濕伏中焦，宜藿梗、蔻仁、杏仁、枳殼、桔梗、鬱金、蒼朮、厚樸、草果、半夏、乾菖蒲、佩蘭葉、六一散（五十九）。楊云：俱可用。但須擇一二味對證者用之，不必併用。等味。雄按：吳本胸痞下曰不如飢，口渴下曰不喜飲，舌白作舌苔滑白，無杏仁、蒼朮、厚樸、草果、半夏。

濁邪上乾則胸悶，胃液不升，則口渴，病在中焦氣分，故多開中焦氣分之藥。雄按：亦太多，頗不似薛氏手筆。此條多有挾食者，其舌根黃色，宜加瓜蔞、楂肉、萊菔子。汪按：此疑亦後人所附評語。

十一、濕熱證，數日後，雄按：吳本下有『胸痞』二字。自利溺赤，雄按：《吳本》作『濇』。口渴，雄按：《吳本》上有『身熱』二字。濕流下焦，宜滑石、豬苓、茯苓、澤瀉、萆解、通草等味。雄按：《吳本》無澤瀉、通草，有神曲、廣皮。

下焦屬陰，太陰所司，陰道虛故自利，化源滯則溺赤，脾不轉津則口渴，總由太陰濕勝故也。濕滯下焦，故獨以分利爲治，然兼證口渴胸痞，須佐入桔梗、杏仁、大豆黃卷，開泄中上，源清則流自潔，不可不知。雄按：據此則本條胸痞二字當從《吳本》增入爲是。至源清流潔云云，則又非自註之文法，殊可疑也。汪按：此篇多有後人評語，傳寫羼入自註之處，此數語亦後人所附評語也。以上三條，俱濕重於熱之候。

濕熱之邪，不自表而入，故無表裏可分，謂由膜原中道而入也，雖無表裏之分，亦有淺深當別。而未嘗無三焦可辨，猶之河間治消渴，亦分三焦者是也。夫熱爲天氣，雄按：此明熱即暑之謂也，章氏何以曲爲改釋。濕爲地之氣。熱得濕而愈熾，濕得熱而愈橫。雄按：熱得濕則鬱遏而不宣，故愈熾，濕得熱則蒸騰而上熏，故愈橫，兩邪相合，爲病最多。丹溪有云，濕熱爲病十居八九，故病之繁且苛者，莫如夏月爲最。以無形之熱，蒸動有形之濕，素有濕熱之人，易患濕溫，誤發其汗，則濕熱混合爲一，而成死證，名曰重暍也。濕熱兩分，其病輕而緩，濕熱兩合，其病重而速。章云：故當開泄以分其熱，若誤作虛而用補法，則閉塞氣道而死矣。濕多熱少，則蒙上流下，當三焦分治。調三焦之氣分利其濕也。濕熱俱多，則下閉上壅，而三焦俱困矣，當開泄清熱兩法兼用。猶之傷寒門二陽合病、三陽合病也。蓋太陰濕化，三焦火化，有濕無熱，祇能蒙蔽清陽，或阻於上，或阻於中，或阻於下。若濕熱一合，則身中少火悉化爲壯火。而三焦相火有不起而爲瘧者哉。雄按：濕熱一合，業已陰從陽化，如此披猖，況熱多濕少乎，故不言熱多濕少者，非闕文也。蓋急宜清熱有不待言矣。所以上下充斥，内外煎熬，最爲酷烈。雄按：曰酷曰烈，皆暑之威名。兼之木火同氣，表裏分司，再引肝風，痙厥立至，雄按：津虛之體，夏月每有肝風陡動，煎厥一證，言其不耐暑氣煎熬，可謂形容逼肖。胃中津液幾何，其能供此交徵乎。雄按：不辨暑證之挾濕與否而輒投濁燥以劫津液者，宜鑒斯言。至其所以必屬陽明者，以陽明爲水穀之海，鼻食氣，口食味，悉歸陽明。邪從口鼻而入，則陽明爲必由之路。雄按：肺胃大腸一氣相通，溫熱究三焦以此一臟二腑爲最要。肺開竅於鼻，吸入之邪先犯於肺，肺經不解，則傳於胃，謂之順傳。不但臟病傳腑爲順，而自上及中，順流而下，其順也有不待言者，故溫熱以大便不閉者易治，爲邪有出路也。若不下傳於胃，而内陷於心包絡，不但以臟傳臟，其邪由氣分入營，更進一層矣，故曰逆傳也。因葉氏未曾明說順傳之經，世多誤解逆傳之理。余已僭註於本條之後，讀此可證管窺之非妄。汪按：鼻爲肺竅，所受之氣，必先入肺，此云悉歸陽明，不免語病。夢隱以肺經不解，乃傳入胃釋之，意始圓愜。其始也，邪入陽明，早已先傷其胃液，其繼邪盛三焦，更欲資取於胃液，司命者可不爲陽明顧慮哉。雄按：此不獨爲濕熱病說法也，風寒化熱之後，亦須顧此，況溫熱乎。

或問：木火同氣，熱盛生風，以致痙厥，理固然矣，然有濕熱之證，表裏極熱，不痙不厥者何也？余曰：風木爲火熱引動者，原因木氣素旺，木旺由於水虧，故得引火生風反焚其木，以致痙厥。若水旺足以制火而生木，即無痙厥者也。肝陰先虧，内外相引，兩陽相煽，因而動雄按：《吳本》作『勁』。張。若肝緊素優，併無裏熱者，火熱安能招引肝風也。雄按：喻氏云：遇暄熱而不覺其熱者，乃爲平人，蓋陰不虛者不畏暑，而暑不易侵，雖侵之，亦不致劇，猶之乎水田不懼旱也。陰虛者見日即畏，雖處深宮之内，而無形之暑氣偏易侵之，更有不待暑侵，而自成爲厥者矣。楊云：虛損之原，一語揭出。試觀産婦及小兒，一經壯熱，便成瘛瘲者，以失血之後，與純陽之體，陰氣未充，故肝風易動也。雄按：原本未及産婦，今從《吳本》與小兒併論，尤爲周密。然婦科不知血脫易痙，往往稱爲産後驚風，喻氏闢之韙矣。幼科一見發熱，即以柴葛解肌，爲家常便飯，初不究其因何而發熱也。表熱不清，柴葛不撤，雖肝風已動，瘛瘲已形，猶以風藥助虐，不亦傎乎！此葉氏所以有刼肝陰竭胃汁之切戒也。楊云：痙厥之證，舉世不知其因，今經此詳明剖析，昭如白日矣。

或問曰：亦有陰氣素虧之人，病患濕熱，其至斑疹外見，入暮讝語昏迷，而不痙不厥者何也？答曰：病邪自盛於陽明之營分，故由上脘而熏胸中，則入暮讝妄，邪不在三焦氣分，則金不受囚，木有所畏，未敢起而用事。至於斑屬陽明，疹屬太陰，亦二經營分熱極，不與三焦相干，即不與風木相引也。此而痙厥，必胃中津液盡涸，耗及心營，則肝風亦起，而其人已早無生理矣。雄按：此從《吳本》采補，觀此則麤工之治溫熱，妄用柴葛，竭力以耗胃汁，而鼓其肝風者，真殺人不以刃也。惟稍佐於涼潤方中，或不致爲大害。

十二、濕熱證，舌遍體白，口渴，濕滯陽明，宜用辛開，如厚樸、草果、半夏、乾菖蒲等味。舌白者言其苔，若苔滑而口不渴者，即屬太陰證，宜溫之。雄按：苔白不渴，須詢其便溺不熱者，始爲宜溫之的證也。又按：此與第十條證相似，《吳本》無此條。楊云：濕盛熱微之證，初起原可暫用此等藥開之，一見濕開化熱，便即轉手清熱，若執此爲常用之法，則誤矣，註內補出審便溺一層，尤爲周到。

此濕邪極盛之候，口渴乃液不上升，非有熱也。辛泄太過，即可變而爲熱，以其屬陽明濕邪，開泄則陽氣而昇而熱透。而此時濕邪尚未蘊熱，故重用辛開，使上焦得通，津液得下也。陽氣升則津液化，而得上輪下布也。

十三、濕熱證，舌根白，舌尖紅，濕漸化熱，餘濕猶滯，宜辛泄佐清熱，如蔻仁、半夏、乾菖蒲、大豆黃卷、連翹、綠豆衣、六一散（五十九）等味。

雄按：《吴本》無此條。

此濕熱參半之證，而燥濕之中，即佐清熱者，亦所以存陽明之液也。上二條憑驗舌以投劑，爲臨證時要訣。蓋舌爲心之外候，濁邪上熏心肺，舌苔因而轉移。葉氏《溫熱論》辨舌最精詳，宜合觀之。雄按：更宜參之《準繩》。

十四、濕熱證，初起即胸悶不知人，瞀亂大叫痛，濕熱阻閉中上二焦，宜草果、檳榔、鮮菖蒲、芫荽、六一散（五十九）各重用。或加皂角，地漿水煎。雄按：《吴本》無此條。淦按：此條頗似痧證，宜用靈驗痧丸爲妙，六一散有甘草須慎用。

此條乃濕熱俱盛之候，而去濕藥多，清熱藥少者，以病邪初起即閉，不得不以辛通開閉爲急務，不欲以寒涼凝滯氣機也。雄按：芫荽不如用薤白，或可配栝蔞梔豉者則配之。

十五、濕熱證，四五日，口大渴，胸悶欲絕，乾嘔不止，脈細數，舌光如鏡，胃液受劫，膽火上衝，宜西瓜汁、金汁、鮮生地汁、甘蔗汁，磨服鬱金、木香、香附、烏藥等味。雄按：《吳本》作西瓜白汁，謂不取瓤中汁，而以瓜肉搗汁也，並無金汁、蔗汁。

此營陰素虧，木火素旺者，木乘陽明，耗其津液，幸無飲邪，故一清陽明之熱，一散少陽之邪。不用煎者，取其氣全耳。舌光無苔津枯，而非濁壅，反胸悶欲絕者，肝膽氣上逆也。故以諸汁滋胃液，辛香散逆氣。雄按：凡治陰虛氣滯者，可以倣此用藥。楊云：此例精當，能如此旁通，方爲善讀書人。雄又按：有治飲痛一案宜參。俞惺庵云：嘉善一人胸脹脘悶，諸治不效，一瓢用續隨子煎湯，磨沉香、木香、檀香、降香、丁香，服一月，瀉盡水飲而痊。汪按：續隨子去油務盡，否則誤人。去油法：木床用椹榨後，更宜紙隔重壓，換紙多次，方能去淨。

十六、濕熱證，雄按：《吳本》下有『身熱口苦』四字。嘔吐清水，或痰多，濕熱內留，木火上逆，宜溫膽湯（九十七）加栝蔞、雄按：《吳本》作『黃連』。碧玉散（五十九）等味。

此素有痰飲，而陽明少陽同病，故一以滌飲，一以降逆，與上條嘔同而治異，正當合參。碧玉散即六一加青黛，以清肝膽之熱，上條液枯以動肝膽之火，故乾嘔，此條痰飲鬱其肝膽之火，故嘔水。

十七、濕熱證，嘔惡不止，晝夜不瘥欲死者，肺胃不和，胃熱移肺，肺不受邪也。宜用川連三、四分，蘇葉二、三分，兩味煎湯，呷下即止。

肺胃不和，最易致嘔，蓋胃熱移肺，肺不受邪，還歸於胃，必用川連以清濕熱，蘇葉以通肺胃，投之立愈者，以肺胃之氣非蘇葉不能通也。分數輕者，以輕劑恰治上焦之病耳。

雄按：此方藥袛二味，分不及錢，不但治上焦宜小劑，而輕藥竟可以愈重病，所謂輕可去實也。合後條觀之，蓋氣貴流通，而邪氣撓之，則周行窒滯，失其清虚靈動之機，反覺實矣。惟劑以輕清，則正氣宣佈，邪氣潛消，而窒滯者自通。設投重藥，不但已過病所，病不能去，而無病之地，反先遭其克伐。章氏謂：輕劑爲吳人質薄而投，殆未明治病之理也。川連不但治濕熱，乃苦以降胃火之上衝；蘇葉味甘辛而氣芳香，通降順氣，獨擅其長，然性溫散，故雖與黄連併駕，尚减用分許而節制之，可謂方成知約矣。世人不知諸逆衝上皆屬於火之理，治嘔輒以薑、萸、丁、桂從事者，皆麤工也。

余用以治胎前惡阻甚妙。

十八、濕熱證，咳嗽晝夜不安，甚至喘不得眠者，暑邪入於肺絡，宜葶藶、枇杷葉、六一散（五十九）等味。雄按：《吳本》咳嗽下有喘逆面赤氣麤『六字』，而無甚至句。

人但知暑傷肺氣則肺虛，而不知暑滯肺絡則肺實，葶藶引滑石直瀉肺邪，則病自除。吳子音曰：業師張友樵，治一酒客，夏月痰咳氣喘，夜不得臥，服涼藥及開氣藥不效，有議用人參、麥冬等藥者。師診其脈，右寸數實，此肺實非肺虛也。投以人參則立斃矣，遂與此方煎服立愈。明年復感客邪，壅遏肺氣，喘咳復作，醫有以葶藶進者，服之不效，反煩悶汗泄。師脈其右寸浮數，口渴惡熱，冷汗自出，喘急煩悶，曰熱邪內壅，肺氣鬱極，是以逼汗外出，非氣虛自汗也。服葶藶而反煩悶者，肺熱極盛，與苦寒相格拒也。夫肺苦氣上逆，本宜苦以泄之，而肺欲散，又當兼食辛以散之，與麻杏甘膏湯（九十八）一劑，肺氣得通，而喘止汗斂，諸證悉平矣。楊云：余曾治一酒客，大喘，用《金鑒》蘇葶丸而愈。亦與此同。此蓋濕熱上壅之證也。至案內所云，服此益甚，則外感束其肺熱，用此降之，則外感反內陷而病益甚。麻杏甘石正祛外感而清內熱之方，故速愈。張君用藥則是，而立論高而不切，非垂教後學之法也。

十九、濕熱證，十餘日，大勢已退，惟口渴汗出，骨節雄按：《吳本》有『隱』字。痛，雄按：《吳本》下有『不舒小便赤澀不利』八字。餘邪留滯經絡，宜元米即糯米，湯泡于术，隔一宿，去术煎飲。病後濕邪未盡，陰液先傷，故口渴身痛，此時救液則助濕，治濕則劫陰，宗仲景麻沸湯之法，取氣不取味，走陽不走陰，佐以元米湯，養陰逐濕，兩擅其長。楊云：煎法精妙，註亦明析。汪按：此身痛一證，乃濕滯之的驗，則口渴未必非濕淫於內，而引飲也，然津液亦必須顧慮，以朮治濕不用煎而用泡，既巧妙亦周致。雄按：用沙參、麥冬、石斛、枇杷葉等味，冬瓜湯煎服亦可。汪按：用冬瓜靈妙，宜加絲瓜絡。

二十、濕熱證，數日後，汗出熱不除。或痙，忽頭痛不止者，營液大虧，厥陰風火上升，宜羚羊角、蔓荊子、鉤藤、元參、生地、女貞子等味。雄按：《吳本》無女貞，有白芍。楊云：白芍不如女貞。

濕熱傷營，肝風上逆，血不榮筋而痙，上升顛頂則頭痛，熱氣已退，木氣獨張，故痙而不厥，投劑以息風爲標，養陰爲本。雄按：蔓荊不若以菊花、桑葉易之。楊云：蔓荊最無謂，所易甚佳。汪按：枸杞子亦可用，不嫌其膩。

二十一、濕熱證，胸痞發熱，肌肉微疼，始終無汗者，腠理暑邪內閉。雄按：《吳本》無此四字，作『氣機拂鬱濕熱不能達外』。楊云：《吳本》勝於原本。宜六一散（五十九）一兩，薄荷葉三、四分，雄按：《吳本》作『三四十片』。泡湯調下，即汗解。

濕病發汗，昔賢有禁，此不微汗之，病必不除，蓋既有不可汗之大戒，復有得汗始解之治法。臨證者，當知所變通矣。吳云：此濕熱蘊遏，氣鬱不宣，故宜辛涼解散，汗出灌浴之輩，最多此患。若加頭痛惡寒，便宜用香薷溫散矣。章云：濕病固非一概禁汗者，故仲景有麻黃加朮湯等法。但寒濕在表，法當汗解，濕熱在裏，必當清利，今以暑濕閉於腠理，故以滑石利毛竅，若閉於經者，又當通其經絡可知矣。汪按：吳本薄荷較多，則非微汗矣。

二十二、濕熱證，按法治之，數日後，或吐下一時併至者，中氣虧損，升降悖逆，宜生穀芽、蓮心、雄按：當是蓮子。扁豆、米仁、半夏、甘草、茯苓等味，甚者用理中法（四十五）雄按：《吳本》無此條，若可用理中法者，必是過服寒涼所致。

升降悖逆，法當和中，猶之霍亂之用六和湯也。若太陰憊甚，中氣不支，非理中不可。忽然吐下，更當細審脈證，有無重感別邪，或傷飲食。雄按：亦有因忿怒而致者，須和肝胃。

二十三、濕熱證，十餘日後，左關弦數，腹時痛，時圊血，肛門熱痛，血液内燥，熱邪傳入厥陰之證。宜倣白頭翁法（九十九）。

熱入厥陰而下利，即不圊血，亦當宗仲景治熱利法。若竟逼入營陰，安得不用白頭翁湯涼血而散邪乎！設熱入陽明而下利，即不圊血，又宜師仲景下利讝語，用小承氣湯（三十九）之法矣。雄按：章氏謂小承氣湯，乃治厥陰熱利，若熱入陽明而下利，當用黄芩湯（九），此不知《傷寒論》有簡誤之文也。本文云：下利讝語者有燥矢也，宜小承氣湯，既有燥矢，則爲太陰轉入陽明之證，與厥陰無涉矣。濕熱入陽明而下利，原宜宗黄芩湯爲法。其有燥矢而讝語者，未嘗無其候也，則小承氣亦查援例引用焉。

二十四、濕熱證，十餘日後，尺脈數，下利，或咽痛口渴心煩，下泉不足，熱邪直犯少陰之證，宜倣豬膚湯（三）涼潤法。

同一下利，有厥少之分，則藥有寒涼之異。謂厥陰宜寒，少陰宜涼也，然少陰有便膿之候，不可不細審也。

二十五、濕熱證，身冷脈細，汗泄胸痞，口渴舌白，濕中少陰之陽，宜人參、白朮、附子、茯苓、益智等味。雄按：吳本無此條。楊云：此等證固有之，然本論濕熱卻夾入寒濕，又不提明藥誤，豈不自亂其例。

此條濕邪傷陽，理合扶陽逐濕，口渴爲少陰證，烏得妄用寒涼耶！章云：津液出於舌下少陰經之廉泉穴，故凡少陰受邪，津液不升則渴也。然胸痞舌白，當加厚樸、半夏，或乾薑，恐參、朮太壅氣也。渴者，濕遏陽氣，不化津液以上升，非熱也。雄按：此濕熱病之類證，乃寒濕也，故傷人之陽氣，或濕熱證，治不如法，但與清熱失於化濕，亦有此變。但口渴而兼身冷，脈細汗泄舌白諸證者，固屬陰證，宜溫，還須察其二便，如溲赤且短便熱極臭者，仍是濕熱蘊伏之陽證，雖露虛寒之假象，不可輕投溫補也。章氏所云，濕遏陽氣，不化津液之渴，又爲太陰證，而非少陰證矣。

二十六、暑月病，初起但惡寒，面黃，口不渴，神倦，四肢懶，脈沉弱，腹痛下利，濕困太陰之陽，宜倣縮脾飲（一百）、甚則大順散（六十）、來復丹（八十四）等法。雄按：《吳本》無此條。

暑月爲陽氣外泄，陰氣內耗之時，故熱邪傷陰，陽明消爍，宜清宜涼。雄按：此治暑之正法眼藏。太陰告困，濕獨彌漫，宜溫宜散。雄按：凡寒濕爲病，雖在暑月，忌用涼藥，宜捨時從證也。昔賢雖知分别論治，惜不能界畫清厘，而創陰暑等名，貽誤後學不少。徐洄溪云：天有陰暑，人間有陰熱矣。一語破的。汪按：如夏日有陰暑，冬日當有陽寒乎，倘冬日感病，而醫者云此爲陽寒，治宜涼藥，未有不嗤其妄者，而陰暑之名，乃相沿數百年，積非勝是，不可解也。古法最詳，醫者鑒諸。仲景謂，自利不渴者，屬太陰，以其臟有寒故也。今濕重惡寒不發熱，即爲太陰證之寒濕也，如或肢冷脈細，必須薑附理中法（四十五）。

二十七、濕熱證，按法治之，諸證皆退，惟目瞑則驚悸夢惕，餘邪内留，膽氣未舒，宜酒浸鬱李仁、薑汁炒棗仁、豬膽皮等味。雄按：《吳本》無此條。

滑可去著，鬱李仁性最滑脱。古人治驚後肝係滯而不下，始終目不瞑者，用之以下肝係而去滯。此證借用，良由濕熱之邪留於膽中，膽爲清虚之府，藏而不瀉，是以病去。而内留之邪不去，寐則陽氣行於陰，膽熱内擾，肝魂不安，用鬱李仁以泄邪，而以酒行之，酒氣獨歸膽也。棗仁之酸，入肝安神，而以薑汁制，安神而又兼散邪也。肝性喜涼散，棗仁、薑汁太溫，似宜酌加涼品。雄按：此釋甚是，如黄連、山梔、竹茹、桑葉，皆可佐也。

二十八、濕熱證，曾開泄下奪，惡候皆平，獨神思不清，倦語不思食，溺數，唇齒乾，胃氣不輸，肺氣不布，元神大虧，宜人參、麥冬、石斛、木瓜、生甘草、生穀芽、鮮蓮子等味。雄按：吳本無此條。汪按：百合似亦可用。

開泄下奪，惡候皆平，正亦大傷，故見證多氣虛之象，理合清補元氣，若用膩滯陰藥，去生便運。雄按：此肺胃氣液兩虛之證。故宜清補，不但陰膩不可用，且與肺虛之宜於守補溫運者，亦異。楊云：分别極清。

二十九、濕熱證，四、五日忽大汗出，手足冷，脈細如絲，或絕，口渴莖痛，而起坐自如，神清語亮，乃汗出過多，衛外之陽暫亡，濕熱之邪仍結，一時表裏不通，脈故伏，非真陽外脱也。宜五苓散（二十一）去术加滑石、酒炒川連、生地、耆皮等味。雄按：《吳本》無川連、生地。

此條脈證，全似亡陽之候，獨於舉動神氣得其真情。噫！此醫之所以貴識見也。以口渴莖痛，知其邪結。以神清語亮，知非脱證。雄按：此條原註全似評贊，章氏以爲自註，究可疑也。至衛陽暫亡，必由誤表所致，濕熱仍結，陰液已傷，故以四苓加滑石導濕下行，川連生地，清火救陰，耆皮固其衛氣，用法頗極周密。楊云：發明方意精當。汪按：此註當亦後人所附評語，且此證世所罕見，況亡陽脫證，起坐自如，神清語亮者亦不少，據以辨證，似不甚明確，惟口渴莖痛，爲亡陽所無耳。

三十、濕熱證，發痙神昏，獨足冷陰縮，下體外受客寒，仍宜從濕熱治，只用辛溫之品，煎湯熏洗。楊云：仍從濕熱治是矣，辛溫熏洗不愈益其濕乎？不惟治下，而遺上也。汪按：熏洗似無大礙，但未必有益。

陰縮爲厥陰之外候，合之足冷，全似虛寒，乃諦觀本證，無一屬虛，始知寒客下體，一時營氣不達，不但證非虛寒，並非上熱下寒之可擬也。仍從濕熱治之，又何疑耶！發痙神昏，邪犯肝心，若邪重重內閉。厥陰將絕，必囊縮足冷而舌亦卷，是邪深垂死之證。本非虛寒，今云由外受客寒，臨證更當詳細察問爲要。雄按：此條本文頗有語病，恐非生白手筆。

三十一、濕熱證，初起壯熱，口渴脘悶懊憹，眼欲閉，時讝語，濁邪蒙閉上焦，宜湧泄。用枳殼、桔梗、淡豆豉、生山梔，無汗者加葛根。

此與第九條宜參看，彼屬餘邪，法當輕散。餘邪不淨者，自無壯熱讝語等證，必與初起邪勢重者，形狀不同。

此則濁邪蒙閉上焦，故懊憹脘悶，眼欲閉者，肺氣不舒也。時讝語者，邪鬱心包也。若投輕劑，病必不除。《經》曰：高者越之。用梔豉湯（十一）湧泄之劑，引胃脘之陽，而開心胸之表，邪從吐散。若舌苔薄而清者，邪未膠結可吐散。如舌苔厚而有根，濁邪瘀結，須重用辛開苦降。如吐之，邪結不得出，反使氣逆，而變他證矣。雄按：此釋甚是，病在上焦，濁邪未結，故可越之。若已結在中焦，豈可引吐！不但濕熱證，吐法宜慎也，即痰飲證之宜於取吐者，亦有辨別要決，趙恕軒《串雅》曰：宜吐之證，必須看痰色，吐在壁上，須其痰乾之後，有光亮如蝸牛之涎者，無論痰在何經，皆可吐也。若痰乾之後，無光亮之色者，切忌用吐。彼驗痰漬，此驗舌苔，用吐者識之。又按：何報之云：子和治病不論何證，皆以汗吐下三法取效，此有至理存焉。蓋萬病非熱則寒，寒者氣不運而滯，熱者氣亦壅而不運，氣不運，則熱鬱痰生，血停食積，種種阻塞於中矣。人身氣血貴通而不貴塞，非三法何由通乎。又去邪即所以補正，邪去則正自復，但以平淡之飲食調之，不數日而精神勃發矣。故婦人不孕者，此法行後即孕，陰陽和暢也，男子陽道驟興，非其明驗乎，後人不明其理，而不敢用。但以溫補爲穩，殺人如麻！可嘆也。汪按：何說乃據倒倉法言之。

三十二、濕熱證，經水適來，壯熱口渴，讝語神昏，胸腹痛，或舌無苔，脈滑數。邪陷營分，宜大劑犀角、紫草、茜根、貫衆、連翹、鮮菖蒲、銀花露等味。雄按：世人但知小柴胡湯一法，而不分傷寒溫暑之病何也。淦按：茜根，不若以丹皮、赤芍易之。

熱入血室，不獨婦女，男子亦有之，不第涼血，並須解毒，然必重劑，乃可奏功。仲景謂陽明病，下血譫語者，此爲熱入血室，即指男子而言，故無經水適來之語。

三十三、濕熱證，上下失血，或汗血，毒邪深入營分，走竄欲泄，宜大劑犀角、生地、赤芍、丹皮、連翹、紫草、茜根、銀花等味。雄按：以上四條《吳本》無之，丹皮雖涼血，而氣香走泄能發汗，惟血熱而瘀者宜之，又善動嘔，胃弱者勿用。

熱逼而上下失血、汗血，勢極危，而猶不即壞者，以毒從血出，生機在是。大進涼血解毒之劑，以救陰而泄邪，邪解而血自止矣。血止後，須進參、耆，善後乃得。汪按：善後宜兼養血。汗血，即張氏所謂肌衄也。《內經》謂，熱淫於內，治以鹹寒，方中當增入鹹寒之味。此說未知何人所註，亦甚有理也。汪按：可加牡蠣並有止汗之功，不嫌其濇，此註乃後人所附評語，未屬入原註者。他條俱與原註併合，不可分析矣。雄按：此條本文，但云熱證是感受暑熱，而不挾濕邪者也，暑熱之氣極易傷營，故有是證。章氏乃云此篇所謂濕熱，即是暑也，然則此條不曰濕熱，而曰熱者，又是何病耶？夫寒暑二氣，《易經》即以往來對待言之矣。後之妄逞臆說者，真是冷熱未知。辛甫云辯得是。

三十四、濕熱證，七、八日，口不渴，聲不出，與飲食亦不卻，雄按：《吳本》有『二便自通』句。默默不語，神識昏迷，進辛香涼泄，芳香逐穢，俱不效。此邪入雄按：《吳本》下有『手』字。厥陰，主客渾受，宜倣吳又可三甲散（一百二）醉地鱉蟲、醋炒鱉甲、土炒穿山甲、生僵蠶、雄按：《吳本》無此味，柴胡、桃仁泥等味。

暑濕先傷陽分，然病久不解，必及於陰，陰陽兩困，氣鈍血滯，而暑濕不得外泄。雄按：據章氏以此爲薛氏自註，然迭以暑濕二氣並言。以解濕熱病證，若謂暑中原有濕，則暑下之濕，又爲何物乎？一笑。余恐後學迷惑，故不覺其饒舌也。遂深入厥陰，絡脈凝瘀，使一陽少陽生氣也不能萌動，生氣有降無升，心主阻遏，靈氣不通，所以神不清而昏迷默默也。破滯通瘀，斯絡脈通，而邪得解矣。

海昌許益齋云：此條即傷寒門百合病之類，趙以德、張路玉、陶厚堂以爲心病，徐忠可以爲肺病，本論又出厥陰治法，良以百脈一宗，悉致其病，元氣不布，邪氣淹留，乃祖仲景法，用異類靈動之物。鱉甲入厥陰，用柴胡引之，俾陰中之邪，盡達於表。䗪蟲入血，用桃仁引之，俾血分之邪盡泄於下。山甲入絡，用僵蠶引入，俾絡中之邪，亦從風化而散。緣病久氣鈍血滯，非拘拘於恒法所能愈也。汪按：此有神昏一證，可知其非百合病矣，故與百合病異，若治百合病究宜治肺爲是。

三十五、濕熱證，口渴，苔黃起刺，脈弦緩，囊縮舌硬，讝語，昏不知人，兩手搐搦，津枯邪滯，宜鮮生地、蘆根、生首烏、鮮稻根等味，若脈有力，大便不通，大黃亦可加入。雄按：《吳本》無此條。汪按：首烏味濇似未妥。

胃津劫奪，熱邪內踞，非潤下以泄邪而不能達，故倣承氣之例，以苦涼易苦寒，正恐胃氣受傷，胃津不復也。

三十六、濕熱證，發痙撮空，神昏笑妄，舌苔乾黃起刺，或轉黑色，大便不通者，熱邪閉結胃腑，宜用承氣湯（六）下之。雄按：此下十一條從《吳本》補入。

撮空一證，昔賢謂非大實即大虛，虛則神明渙散，將有脫絕之虞。實則神明被逼，故多擾亂之象。今舌苔黃刺乾濇，大便閉而不通，其爲熱邪，內結陽明，腑熱顯然矣。徒事清熱泄邪，祇能散絡中流走之熱，不能除胃中蘊結之邪，故假承氣以通地道，然舌不乾黃起刺者，不可投也。雄按：第二十八條，有曾開泄下奪之文，則濕熱病原有可下之證，惟濕未化燥，腑實未結者，不可下耳。下之則利不止，如已燥結，亟宜下奪，否則垢濁熏蒸，神明蔽塞，腐腸爍液，莫可挽回。較彼傷寒之下不嫌遲，去死更速也。楊云：通透之論。

承氣用硝黃，所以逐陽明之燥火實熱，原非濕熱內滯者所宜用，然胃中津液爲熱所耗，甚至撮空撩亂，舌苔乾黃起刺，此時胃熱極盛，胃津告竭，濕火轉成燥火，故用承氣以攻下。承氣者，所以承接未亡之陰氣於一線也。濕溫病至此亦危矣哉。汪按：治溫熱與傷寒異，而溫熱壞證多與傷寒同。

雄按：董廢翁云：外感之邪，既不得從元腑透達，則必向裏而走空隙，而十二臟腑之中，惟胃爲水穀之海，其上有口，其下有口，最虛而善受，故諸邪皆能入之。邪入則胃實矣，胃實則津液乾矣，津液乾則死矣。楊乘六云：此言道盡感證致死根由，彼肆用內燥之劑劫液，夭人生命者，正坐不知此義耳。余謂凡治感證，須先審其胃汁之盛衰，如邪漸化熱，即當濡潤胃腑，俾得流通，則熱有出路，液自不傷，斯爲善治。若恃承氣湯爲焦頭爛額之客，詎非曲突徙薪之不早耶。楊云：陳修園自謂讀《傷寒論》數十年，然後悟出存津液三字，而其用藥仍偏辛燥，不知其所悟者何在！得孟英反覆申明，迷者庶可大悟乎。汪按：此條語語破的，楊評亦妙，存津液固爲治溫暑諸證之要務，然非專恃承氣湯急下存津一法也。

三十七、濕熱證，壯熱口渴，自汗身重，胸痞，脈洪大而長者，此太陰之濕與陽明之熱相合，宜白虎加蒼朮湯（一百二）。

熱渴自汗，陽明之熱也，胸痞身重，太陰之濕兼見矣。脈洪大而長，知濕熱滯於陽明之經，故用蒼朮白虎湯以清熱散濕。然乃熱多濕少之候。雄按：徐氏云：暑不挾濕，蒼朮禁用。白虎湯（七），仲景用以清陽明無形之燥熱也，胃汁枯涸者，加人參以生津，名曰白虎加人參湯，（八）雄按：余於血虛加生地，精虛加枸杞，有痰者加半夏，用之無不神效。身中素有痺氣者，加桂枝以通絡，名曰桂枝加白虎湯（八十九）。而其實意在清胃熱也。是以後人治暑熱傷氣身熱而渴者，亦用白虎加人參湯。熱渴汗泄肢節煩疼者，亦用白虎加桂枝湯。胸痞身重兼見，則於白虎湯中加入蒼朮，以理太陰之濕。寒熱往來兼集，則於白虎湯中加入柴胡，以散半表半裏之邪。雄按：余治暑邪熾盛，熱渴汗泄而痞滿氣滯者，以白虎加厚樸極效。凡此皆熱盛陽明他證兼見，故用白虎清熱，而復各隨證以加減。楊云：此論極圓活，可悟古方加減之法。苟非熱渴汗泄，脈洪大者，白虎便不可投。辨證察脈，最宜詳審也。雄按：熱渴汗泄而脈虛者，宜甘藥以養肺胃之津。汪按：若大汗脈虛，身涼不熱，口潤不渴，則爲亡陽脫證，非參附回陽不能挽救。洄溪醫論，謂陽未亡，則以涼藥止汗，陽已亡，則以熱藥止汗，此中轉變介在幾微，辨之精且詳矣。學者宜究心焉。

三十八、濕熱證，濕熱傷氣，四肢睏倦，精神減少，身熱氣高，心煩溺黃，口渴自汗，脈虛者，用東垣清暑益氣湯（一百三）主治。

同一熱渴自汗，而脈虛神倦，便是中氣受傷，而非陽明鬱熱。清暑益氣湯，乃東垣所制，方中藥味頗多，學者當於臨證時斟酌去取可也。

雄按：此脈此證，自宜清暑益氣以爲治，但東垣之方，雖有清暑之名，而無清暑之實。觀江南仲治孫子華之案，程杏軒治汪木工之案，可知。故臨證時須斟酌去取也。汪按：清暑益氣湯，洄溪譏其用藥雜亂固當，此云無清暑之實尤確。余每治此等證，輒用西洋參、石斛、麥冬、黄連、竹葉、荷稈、知母、甘草、粳米、西瓜翠衣等，以清暑熱而益元氣，無不應手取效也。汪按：此方較東垣之方爲妥，然黄連尚宜酌用。

三十九、暑月熱傷元氣，氣短倦怠，口渴多汗，肺虛而咳者，宜人參、麥冬、五味子等味。汪按：徐洄溪謂麥冬、五味咳證大忌，惟不咳者可用，是也。

此即《千金》生脈散也，與第十八條同一肺病，而氣矗與氣短有分，則肺實與肺虛各異，實則瀉而虛則補，一定之理也。然方名生脈，則熱傷氣之脈虛欲絕可知矣。汪按：脈虛爲的驗，若弦數者，豈可輕試乎。

雄按：徐洄溪云：此傷暑之後，存其津液之方也。觀方下治證，無一字治暑邪者，庸醫以之治暑病，誤之甚矣。其命名之意，即於復脈湯內取用參麥二味，因止汗故加五味子，近人不論何病，每用此方收住邪氣，殺人無算。用此方者，須詳審其邪之有無，不可徇俗而視爲治暑之劑也。

四十、暑月乘涼飲冷，陽氣爲陰寒所遏，皮膚蒸熱，凜凜畏寒，頭痛頭重，自汗煩渴，或腹痛吐瀉者，宜香薷、厚樸、扁豆等味。汪按：香薷惟暑月受涼汗者宜之，有汗者宜慎用。

此由避暑而感寒濕之邪，雖病於暑月，而實非暑病。昔人不曰暑月傷寒濕，而曰陰暑，以致後人淆惑，貽誤匪輕。今特正之。其用香薷之辛溫，以散陰邪，而發越陽氣。厚樸之苦溫，除濕邪而通行滯氣。扁豆甘淡行水和中。倘無惡寒頭痛之表證，即無取香薷之辛香走竄矣。無腹痛吐利之裏證，亦無取厚樸、扁豆之疏滯和中矣。故熱渴甚者，加黃連以清暑，名四味香薷飲，減去扁豆名黃連香薷飲。濕盛於裏，腹膨泄瀉者，去黃連加茯苓、甘草，名五物香薷飲。若中虛氣怯汗出多者，加入參、耆、白朮、橘皮、木瓜名十味香薷飲。然香薷之用，總爲寒濕外襲而設。楊云：古人亦云：夏月之用香薷，猶冬月之用麻黃。不可用以治不挾寒濕之暑熱也。畧參拙意。汪按：十味香薷飲用藥亦太雜。

四十一、濕熱內滯太陰，鬱久而爲滯下，其證胸痞腹痛，下墜窘迫，膿血稠、黏，裏結後重，脈軟數者，宜厚樸、黃芩、神曲、廣皮、木香、檳榔、柴胡、煨葛根、銀花炭、荊芥炭等味。汪按：柴、葛終嫌不妥，凡病身熱脈數是其常也，惟痢疾身熱脈數其證必重。

古之所謂滯下，即今所謂痢疾也，由濕熱之邪，內伏太陰，阻遏氣機，以致太陰失健運，少陽失疏達，熱鬱濕蒸，傳導失其常度，蒸爲敗濁膿血，下注肛門，故後重，氣壅不化，仍數至圊而不能便。傷氣則下白，傷血則下赤，氣血併傷，赤白兼下。濕熱盛極，痢成五色。汪按：昔人有謂紅痢屬熱，白痢屬寒者謬說也，痢疾大抵皆由暑熱，其由於寒者千不得一，惟紅屬血，白屬氣則爲定論。故用厚樸除濕而行滯氣，檳榔下逆而破結氣，黄芩清庚金之熱，木香、神曲疏中氣之滯，葛根升下陷之胃氣，柴胡升土中之木氣。汪按：蠻升無益而有害。熱侵血分而便血，以銀花、荊芥入營清熱。汪按：地榆炭、丹皮炭亦可用。若熱盛於裏，當用黄連以清熱。大實而痛，宜增大黄以逐邪。昔張潔古制芍藥湯以治血痢，方用歸、芍、芩、連、大黄、木香、檳榔、甘草、桂心等味，而以芍藥名湯者，蓋謂下血必調藏血之臟，故用之爲君，不特欲其土中瀉木，抑亦賴以斂肝和陰也。然芍藥味酸性斂，終非濕熱内蘊者所宜服。汪按：芍藥、甘草乃治痢疾腹痛之聖劑，與濕熱毫無所礙，不必疑慮。倘遇痢久中虛，而宜用芍藥、甘草之化土者，恐難任芩、連、大黄之苦寒，木香、檳榔之破氣。若其下痢初作，濕熱正盛者，白芍酸斂滯邪，斷不可投。汪按：初起用之亦無礙，並不滯邪，已屢試矣。此雖昔人已試之成方，不敢引爲後學之楷式也。

雄按：嘔惡者忌木香。汪按：後重非木香不能除，則用木香佐以止嘔之品可也。無表證者忌柴、葛。汪按：即有表證亦宜慎用。蓋胃以下行爲順，滯下者垢濁欲下而氣滯也。雜以升藥，濁氣反上衝而爲嘔惡矣。汪按：升清降濁則可，今反升濁，豈不大謬。至潔古芍藥湯之桂心，極宜審用。苟熱邪内盛者，雖有芩、連、大黃之監製，亦恐其有跋扈之患也。若芍藥之酸，不過苦中兼有酸味，考《本經》原主除血痺，破堅積寒熱疝瘕，爲斂肝氣破血中氣結之藥，仲聖於腹中滿痛之證多用之，故太陰病脈弱，其人續自便利，設當行大黃、芍藥者宜減之，以胃氣弱易動故也。蓋大黃開陽結，芍藥開陰結，自便利者宜減。則欲下而窒滯不行之痢，正宜用矣。楊云：是極。芍藥湯治濕熱下利，屢有奇效，其功全在芍藥，但桂心亦須除去爲妥。汪按：白芍開結，佐以甘草和中，必不有礙胃氣，乃治痢必用之品，不但治血痢也。況白芍之酸，嗽證尚且不忌，則治痢用之，有何顧忌乎。

四十二、痢久傷陽，脈虛滑脫者，真人養臟湯（一百六）加甘草、當歸、白芍。

脾陽虛者，當補而兼溫，然方中用木香，必其腹痛未止，故兼疏滯氣，用歸、芍，必其陰分虧殘，故兼和營陰。汪按：果係虛寒滑脱固宜溫濇，今既云陰分虧殘，豈可妄投溫燥以速其死乎。但痢雖脾疾，久必傳腎，以腎爲胃關，司下焦而開竅於二陰也。汪按：所傷者腎陰非腎陽也，蠻助腎陽何益。況火爲土母，欲溫土中之陽，必補命門之火。若虛寒甚而滑脱者，當加附子以補陽，不得雜入陰藥矣。汪按：虛寒滑脱誠宜參、附、粟殼，然忘卻此篇本專率濕熱病矣。

雄按：觀此條似非一瓢手筆。而註則斷非本人自註。汪按：當亦後人所附評語。葉香巖云：夏月炎熱，其氣俱浮於外，故爲蕃秀之月，過食寒冷，鬱其暑熱，不得外達。汪按：亦有不食寒冷而患痢者。食物厚味，爲內伏之火。煅煉成積，傷於血分則爲紅，傷於氣分則爲白，氣滯不行，火氣逼迫於肛門，則爲後重，滯於大腸，則爲腹痛，故仲景用下藥通之，河間、丹溪用調血和氣而愈。此時令不得發越，至秋收斂於内而爲痢也。汪按：亦有夏月即痢者。此理甚明，何得誤認爲寒，而用溫熱之藥。余歷證四十餘年，治痢惟以疏理推蕩清火而愈者，不計其數，觀其服熱藥而死者甚多。汪按：余生平治痢必宗葉氏之論，惟曾誤服溫濇者每多不救，其餘無不愈者。同志之士，慎勿爲景岳之書所誤，以殺人也。汪按：可謂苦口婆心，無如世之宗景岳者，必不肯信從也。聶久吾云：痢疾投補太早，錮塞邪熱在内，久而正氣已虛，邪氣猶盛，欲補而治之則助邪，欲清而攻之則愈滑，多致不救。汪按：幸而不死，亦必成休息痢，終身不瘥。徐洄溪云：夏秋之間，總由濕熱積滯，與傷寒三陰之利不同。汪按：學者切記。後人竟用溫補，殺人無算，觸目傷懷。尤拙吾云：痢與泄瀉，其病不同，其治亦異。泄瀉多由寒濕，寒則宜溫，濕則宜燥也。痢多成於濕熱，熱則宜清，濕則宜利也。雖泄瀉有熱證，畢竟寒多於熱。痢病亦有寒證，畢竟熱多於寒。是以泄瀉經久，必傷於陽，而腫脹喘滿之變生。痢病經久，必損於陰，而虛煩痿廢之疾起。痢病兜濇太早，濕熱流註，多成痛痺。

泄瀉疏利過當，中虛不復，多作脾勞。此余所親歷，非臆説也。或問熱則清而寒則溫是矣。均是濕也，或從利或從燥何歟？曰寒濕者寒從濕生，故宜苦溫燥其中。濕熱者濕從熱化，故宜甘淡滑石之類。汪按：茯苓、通草亦是。利其下。蓋燥性多熱，利藥多寒，便利則熱亦自去，中溫則寒與俱消，寒濕必本中虛，不可更行清利，濕熱鬱多成毒，不宜益以濕燥也。合諸論而觀之，可見痢久傷陽之證，乃絕無而僅有者。然則真人養臟湯，須慎重而審用矣，猶謂其雜用陰藥，豈未聞下多亡陰之語乎。須知陽脱者，亦由陰先亡而陽無依，如盞中之油乾則火滅也。汪按：辨得明暢，庶免誤人。

四十三、痢久傷陰，虛坐努責者，宜用熟地炭、炒當歸、炒白芍、炙甘草、廣皮之屬。

裏結欲便，坐久而仍不得便者，謂之虛坐努責。凡裏結屬火居多，火性傳送至速，鬱於大腸，窘迫欲便，而合仍不舒，故痢疾門中，每用黄芩清火，甚者用大黄逐熱。若痢久血虚，血不足則生熱，亦急迫欲便，但久坐而不得便耳。此熱由血虚所生，故治以補血爲主。裹結與後重不同，裹結者急迫欲便，後重者肛門重墜。裹結有虚實之分，實爲火邪有餘，虚爲營陰不足。後重有虚實之異，實爲邪實下壅，虚由氣虚下陷。是以治裹結者，有清熱養陰之異；治後重者，有行氣升補之殊。虚實之辨，不可不明。汪按：辨析精細允當，言言金玉。

雄按：審屬痢久而氣虚下陷者，始可參用升補，若初痢不挾風邪，久痢不因氣陷者，升、柴不可輕用。故喻氏逆流挽舟之説，堯封斥爲僞法也。

四十四、暑濕内襲，腹痛吐利，胸痞脈緩者，濕濁内阻太陰，宜縮脾飲（一百）。

此暑濕濁邪，傷太陰之氣，以致土用不宣，太陰告困，故以芳香滌穢，辛燥化濕爲制也。

雄按：雖曰暑濕内襲，其實乃暑微濕盛之證，故用藥如此。汪按：此有脈緩可徵，故宜用溫藥。

四十五、暑月飲冷過多，寒濕内留，水穀不分，上吐下瀉，肢冷脈伏者，宜大順散（六十）。

暑月過於貪凉，寒濕外襲者，有香薷飲。寒濕内侵者，有大順散。夫吐瀉肢冷脈伏，是脾胃之陽，爲寒濕所蒙，不得升越，故宜溫熱之劑調脾胃，利氣散寒，然廣皮、茯苓似不可少，此即仲景治陰邪内侵之霍亂，而且理中湯之旨乎。畧參拙意。

雄按：此條明言暑月飲冷過多，寒濕内留，水穀不分之吐利。宜大順散治之，是治暑月之寒濕病，非治暑也。讀者不可草率致誤。若肢冷脈伏，而有苔黄、煩渴、溲赤、便穢之兼證，即爲暑熱致病，誤投此劑，禍不旋踵。

汪按：洄溪論大順散語，見第五卷本方下。

四十六、腸痛下利，胸痞，煩躁，口渴，脈數大，按之豁然空者，宜冷香飲子（一百七）。

此不特濕邪傷脾，抑且寒邪傷腎，煩躁熱渴，極似陽邪爲病，惟數大之脈按之豁然而空，知其躁渴等證，爲虚陽外越，而非熱邪内擾。故以此方冷服，俾下咽之後，冷氣既消，熱性乃發。庶藥氣與病氣，無捍格之虞也。

雄按：此證亦當詳審，如果虚陽外越，則其渴也，必不嗜飲，其舌色必淡白，或紅潤，而無干黄黑燥之苔，其便溺必溏白，而非穢赤。苟不細察，貽誤必多。《醫師秘笈》僅載前三十五條。江白仙本，與《溫熱贅言》，於三十五條祇採二十條，而多後之十一條，且編次互異，無從訂正。偶於友人顧聽泉學博處，見鈔本《濕熱條辨》云：曩得於吳人陳秋垞贊府者，雖別無發明，而四十六條全列，殆原稿次序，固如是耶。今從之，俾學者得窺全豹焉。

又按：喻氏云：濕溫一證，即藏疫癘在內，一人受之則爲濕溫，一方受之則爲疫癘。楊云：以下論治疫之法，綱領已具，學者於此究心焉。庶免多歧之惑。余謂此即仲聖所云，清濁互中之邪也。石頑亦云：時疫之邪，皆從濕土鬱蒸而發，土爲受盛之區，平時汗穢之物，無所不容，適當邪氣蒸騰，不異瘴霧之毒，或發於山川原陸，或發於河井溝渠，人觸之者，皆從口鼻流入膜原，而至陽明之經，脈必右盛於左，蓋濕土之邪，以類相從而犯於胃，所以右手脈盛也。陽明居太陽之裏，少陽之外，爲三陽經之中道，故初感一、二日間，邪犯膜原，但覺背微惡寒，頭額暈脹，胸膈痞滿，手指痠麻，此爲時疫之報使，與傷寒一感便發熱頭痛不同。至三日以後，邪乘表虛而外發，則有昏熱頭汗，或咽腫發斑之患。邪乘裏虛而内陷，或挾飲食，則有嘔逆、痞滿、嘈雜、失血、自利、吐蛔之患。若其人平素津枯，兼有停滯，則有譫語、發狂言、舌苔黄黑，大便不通之患。平素陰虧，則有頭面赤熱，足膝逆冷，雄按：此二端亦有不屬陰虚，而胃中濁氣上熏，肺爲熱壅，無以清肅下行，而使然者。至夜發熱之患，若喘噦，冷汗，煩擾，瘛瘲等證，皆因誤治所致也。蓋傷寒主邪，自表傳裏；溫熱之邪，自裏達表。雄按：此謂伏氣發爲溫熱也，若外感風溫暑熱，皆上焦先受。疫癘之邪，自陽明中道，隨表裏虛實而發，不循經絡傳次也，以邪既伏中道，不能一發便盡，雄按：夏之濕溫，秋之伏暑，病機皆如此，治法有區別。故有得汗熱除，二、三日復熱如前者。有得下裏和，二、三日復見表熱者，有表和復見裏證者，總由邪氣内伏，故屢奪屢發，不可歸咎於調理失宜，復傷風寒飲食也。汪按：此真閱歷之言。外解無如香豉、葱白、連翹、薄荷之屬，內清無如滑石、芩、連、山梔、人中黃之屬，下奪無如硝、黃之屬。如見發熱自利，則宜葛根、芩、連；雄按：葛根宜慎用，余易以滑石、銀花較妥。汪按：宜用綠豆。胸膈痞滿，則宜枳、桔、香附。雄按：桔梗太升須少用，香附太燥宜酌用。余則以厚樸主濕滿，石菖蒲主痰痞，貝母主鬱結，皆妙。汪按：用制香附無礙。嘔吐呃逆，則宜藿香、芩、連。雄按：熱熾者，以竹茹、枇杷葉易藿香。衄血下血，則宜犀角、丹皮。發斑咽痛，則宜犀角、牛蒡。亞枝云：發斑咽爛者，宜用錫類散（一百十）吹之。煩渴多汗，則宜知母、石膏。愈後食復勞復，則宜枳實、梔、豉，汪按：宜加竹茹。隨證加萎蕤、茯苓、丹皮、芍藥之類。汪按：萎蕤宜慎用。皆爲合劑，而香豉、人中黃又爲時疫之專藥，以其總解溫熱。時行外內熱毒也。顧雁庭云：喻氏治疫，以解毒爲主，即又可之專用大黃。葉氏之銀花、金汁同用，皆此意也。雄按：松峰之青蒿、綠豆亦猶是耳。當知其證雖有內外之殊，一皆火毒爲患，絕無辛溫發散之例。每見窮鄉僻壤無醫藥之處，熱極恣飲涼水，多有浹然汗出而解者。汪按：昔人亦有多飲殺人之戒須知。又見鄉人有搗鮮車前草汁飲之者，甚妙。此非宜寒涼不宜辛熱之明驗乎。顧雁庭云：脈證不必大涼，而服大涼之藥，似有害，而終無害者，疫也。脈證可進溫補，而投溫補之劑，始似安而漸不安者，疫也。雄按：疫證皆屬熱毒，不過有微甚之分耳。間有服溫補而得生者，必本非疫證，偶病於疫癘盛行之際，遂亦誤指爲疫也。或熱邪不重，過服寒涼，亦宜溫補回春，然非疫癘正治之法。學者辨之。汪按：溫補得生者，乃暑月乘涼飲冷，中於寒濕之病，與中於熱毒之病大相逕庭，故云：本非疫證。讀者不以辭害意可也。故一切風燥辛熱，皆不可犯，每見麤工用羌、獨、柴、前、蒼、芷、芎、防之類，引火上逆。亢熱彌甚者，以風燥之藥，性皆上升橫散，如爐冶得鼓鑄之力也。用樸、半、檳榔、青皮、木香等耗氣之藥，胸膈愈加痞滿者。汪按：庸手見此，必指爲虛。揠苗助長之道也。雄按：又可達原飲必濕盛熱微者可用，未可執爲定法。有下證已具，而遲疑不敢攻下，屢用芩、連不應者，此與揚湯止沸不殊也。至於發狂譫語，舌苔焦黑，而大便自利，證實脈虛，不可攻者。雄按：清熱救陰，間亦可愈。及煩熱痞悶，冷汗喘乏，四肢逆冷，六脈虛微，不受補者，皆難圖治也。時疫變證多端，未能一曲盡，聊陳大畧如此。雄按：小兒痘證，多挾疫癘之氣而發，伍氏謂痘毒藏於脾經，正與此論合，故費氏專講痘疫，以救非常痘證之偏，闕功偉矣！後人不察，皆其偏任寒涼，蓋未知痘之同於疫也，審其爲疫，必宗其法，又可曾亦論及，近惟王清任知之。余謂麻診亦有因疫癘之氣而發者，故治法亦與溫熱相埒也。習幼科者，於溫熱暑諸證因，其可不細心討究耶。汪按：治痘專任寒涼，究非正軌，痘證本與斑疹不同也，此謂費氏之法，特以救非常之痘，則知尋常之痘未可概施。若奉費氏爲治痘定法，而置溫托諸法於不用，是又大誤矣。即如溫熱病固大忌溫補，而病情萬變至其壞證，卻與傷寒壞證無異，有必須溫補挽救者，亦不可執一也。然豈可奉溫補爲治溫熱病之定法乎！

又按：李東垣云：脾胃受勞役之疾，飲食又復失節，耽病日久，及事息心安，飽食太甚，病乃大作。向者壬辰改元，京師戒嚴，迨三月下旬，受敵者凡半月，解圍之後，都人之不受病者，萬無一二，既病而死者，繼踵不絕。都門十有二所，每日各門所送，多者二千，少者不下一千，似此者幾三月，此百萬人，豈俱感風寒外傷者耶？大抵人在圍城中，飲食失節，勞役所傷，不待言而知。由其朝饑暮飽，起居不時，寒溫失所，動經兩三月，胃氣虧乏久矣。一旦飽食太過，感而傷人，而又調治失宜，或發表，或攻下，致變結胸發黃，又以陷胸、茵陳湯下之，無不死者。蓋初非傷寒，以誤治而變似真傷寒之證，皆藥之罪也。因以生平已試之效，著《內外傷辨惑論》一篇云。俞惺齋曰：此即大兵之後，繼以大疫之謂也。觀此論而始曉然於勞役饑飽之病源，誠哉其爲内傷矣。必如是之疫，不宜涼瀉，而宜溫養矣。若白虎、承氣、達原飲，正犯東坦所訶責也。考其時爲金天興元年，因蒙古兵退而改元耳。尋以疫後醫師僧道園戶賣棺者擅厚利，命有司倍徵以助國用，民生其時，豈不苦極！若太平之世，民皆逸樂飽暖，縱有勞役，及飲食失節者，不過經營辛苦之輩，設不兼外感，亦不遽病，故如是之疫絶無。而恰合東垣内傷論之病亦甚少，惟飽暖思淫欲，凡逸樂者真陰每耗，則外感病中之陰虛證反不少耳。

又按：羅謙甫云：總帥相公年近七旬，南徵過揚州，俘虜萬餘口，内選美色室女近笄者四，置於左右。余曰：新虜之人，其驚憂之氣蓄於内，加以飲食失節，多致疾病，近之則邪氣傳染，爲害最大，況年高氣弱，尤宜慎也。總帥不聽，至臘月班師，大雪，新虜人凍餒，皆病頭痛咳嗽，自利腹痛，多致死亡。正月至汴，相公因赴賀宴，痛飲數次遂病，脈沉細而弦，三、四動一止，見證與新虜人無異，三日而卒。《內經》云：乘年之虚，遇月之空，失時之和，因而感邪，其氣至骨，可不畏哉！俞惺齋曰：按喻氏論疫，引仲景辨脈篇中，寸口脈陰陽俱緊者一節，闡發奥理，謂清邪中上，從鼻而入於陽；濁邪中下，從口而入於陰。在陽則發熱頭疼，項強頸攣，在陰則足膝逆冷便溺妄出。大凡傷寒之邪，由外廓而入，故遞傳六經，疫邪由口鼻而入，故直達三焦，三焦相溷，內外不通，致有口爛、食斷、聲啞、咽塞、癰膿、下血、臍築湫痛等變。治法未病前，預飲芳香正氣藥，使邪不能入。若邪既入，則以逐穢第一義。此與吴又可之論暗合，較之李羅二家所述勞役憂驚，凍餒致病者迴別。然各有至理。醫者須詳察病因，諦參脈證，而施治也。汪按：據此則知疫病之因不一，斷不能執一方以概治矣。惟云：因病致死，病氣屍氣，混合不正之氣，種種惡穢，交結互蒸，人在其中，無隙可避，斯無人不病，是誠諸疫所同然。

曩崇禎十六年，自八月至十月，京城大疫，猝然而死，醫禱不及。後有外省人員到京，能識此證，看膝彎後有筋腫起，紫色無救，紅色速刺，出血可無患。以此救活多人，病亦漸息，是亦醫者所當知也。蓋血出則疫毒外泄，故得生也。按：又有羊毛瘟者，病人心前背後，有黑點如蛇蚤斑者是也，以小鍼於黑處挑之，即有毛出，須挑拔淨盡乃愈。又《輟耕錄》載：無伯顏平宋後，搜取大黃數十車，滿載而去，班師過淮，俘掠之民及降卒，與北來大兵，咸病疫，以大黃療之，全活甚眾。《宋元通鑒》載作耶律楚材滅夏之事，則大黃洵治疫之妙品也，又可《溫疫論》贊大黃爲起死神丹，原非杜譔。然則李、羅二家之說，又未可爲兵後病疫之定法矣。汪按：李、羅二說，雖非定法，然亦不可不知。近年所見，頗有合於李、羅之說者，但謂之非正疫治法則可，醫家大抵各明一義，全在善讀書者，融會貫通也。蓋今世謂治疫必宜溫熱之劑，固屬謬論，然謂疫病斷無宜用溫熱者則又膠滯之見矣，要在隨證施治用得其當耳。

雄按：《續醫說》云：王宇泰謂聖散子方，因東坡先生作序，由是天下神之，宋末辛未年，永嘉瘟疫，服此方被害者，不可勝紀。余閲石林《避暑錄話》云：宣和間此藥盛行於京師，太學生信之尤篤，殺人無算，醫頓廢之。昔坡翁謫居黄州時，其地瀕江多卑濕，而黄之居人所感者，或因中濕而病，或因雨水浸淫而得，所以服之多效。以是通行於世，遺禍無窮也。宏治癸丑年，吴中疫癘大作，吴邑令孫磐，令醫人修合聖散子，遍施街衢，並以其方刊行，病者服之十無一生，率皆狂躁昏瞀而死。噫！孫公之意，本以活人，殊不知聖散子方中，有附子、良薑、吴萸、豆蔻、麻黄、藿香等藥，皆性味溫燥，反助熱邪，不死何待。苟不辨證而一概施治，殺人利於刀劍，有能廣此説以告人，亦仁者之一端也。余謂疫癘，多屬熱邪，如老君神明散，務成螢火丸，倉公闢瘟丹，子建殺鬼圓皆爲禁劑。設好仁不好學，輕以傳人，其禍可勝道哉！汪按：曰辨證，曰好學，皆宜著眼。此等溫燥之方，本以治寒濕，乃用以治燥熱，宜其殺人也。即此論而反觀之，則知遇寒濕之證，而以治燥熱之方，投之，亦必殺人矣。故傳方者，非輕淡平穩之方，切勿妄傳，否則有利，亦必有害也。夫以東坡之淹博，尚有誤信聖散子之事，況下此者乎。今之搢紳先生，涉獵醫書，未經臨證，率爾著書立說，多見其不知量也。汪按：洄溪有《涉獵醫書誤人論》語皆切中。

余師愚疫病篇

雄按：《雞峰普濟方》論外感諸疾有云：四時之中，有寒暑燥濕風，五氣相搏，善變諸疾。今就五氣中分其清濁，則暑燥爲天氣繫清邪，風寒濕爲地氣繫濁邪，然則仲聖所云：清邪中上者，不僅霧露之氣已，而書傳兵火之餘，難免遺亡之憾，否則疫乃大證。聖人立論，何其畧耶！後賢論疫，各有精義，亦皆本於仲聖清濁互中之旨。若但中暑燥之清邪，是淫熱爲病，治法又與嘉言、又可異。汪按：須知此篇乃專治燥熱之疫，學者切記自不致誤用矣。後人從未道及，惟秦皇士云：燥熱疫邪，肺胃先受，故時行熱病，見脣焦消渴者，宜用白虎湯（七），惜語焉未詳。夫暑即熱也，燥即火也，金石不堪其流爍，況人非金石之質乎。徐後山《柳崖外編》嘗云：乾隆甲子五六月間，京都大暑，冰至五百文一觔，熱死者無算，九門出櫬，日至千餘。又紀文達公云：乾隆癸丑，京師大疫，以景岳法治者多死，以又可法治者亦不驗。桐鄉馮鴻臚星實姬人，呼吸將絕，桐城醫士投大劑石膏藥，應手而痊。踵其法者，活人無算。道光癸未，吾鄉郭雲臺纂《證治鍼經》特采紀說，以補治疫之一法。然紀氏不詳姓氏，讀之令人悵悵。越五載，毗陵莊制亭官於長蘆，重鐫《疫疹一得》，書出始知紀氏所目擊者，乃余君師愚也。原書初刻於乾隆甲寅，而世少流行，苟非莊氏，幾失傳矣。汪按：余氏以親所試驗者筆之於書，發前人所未發，非妄作也。無如世皆崇信溫補，余氏之書非所樂聞，間有信余氏之論者，又不問是否燥熱爲病，隨手妄施，以致誤人，論者益復集矢於余氏矣。此余氏之書，所以不行於時也，然豈余氏之過哉。昔王白田先生作石膏辨，力闢石膏以爲受害甚多，豈知誤用之而殺人者，善用之即可救人乎，余讀之雖純疵互見，而獨識淫熱之疫，别開生面，洵補昔賢之未逮，堪爲仲景之功臣，不揣疏庸，節取而删潤之，纂作聖經之緯。

論疫與傷寒似同而異

疫證初起，有似傷寒太陽、陽明證者，然太陽、陽明頭痛不至如破，而疫則頭痛如劈，沉不能舉。傷寒無汗，而疫則下身無汗，上身有汗，惟頭汗更盛。頭爲諸陽之首，火性炎上，毒火盤踞於内，五液受其煎熬，熱氣上騰，如籠上熏蒸之露，故頭汗獨多。此又痛雖同而汗獨異也。有似少陽而嘔者，有似太陰自利者。少陽之嘔脇必痛，疫證之嘔，脇不痛，因内有伏毒，邪火干胃，毒氣上衝，頻頻而作。太陰自利腹必滿，疫證自利腹不滿。大腸爲傳送之官，熱注大腸，有下惡垢者，有旁流清水者，有日及數十度者，此又證異而病同也。

論斑疹

余每論熱疫不是傷寒，傷寒不發斑疹，或曰熱疫不是傷寒固已。至云傷寒不發斑疹。古人何以謂傷寒熱未入胃，下之太早，熱乘虛入胃，故發斑，熱已入胃，不即下之。熱不得泄，亦發斑，斯何謂歟？曰：古人以溫熱皆統於傷寒，故《內經》云：熱病者傷寒之類也，《難經》分別五種之傷寒，《傷寒論》辨別五種之治法，既云熱入胃，縱非溫熱，亦是寒邪化熱，故可用白虎、三黄、化斑、解毒等湯，以涼解也。今人不悟此理，而因以自誤誤人，至論大者爲斑，小者爲疹，赤者胃熱極，五死一生，紫黑者胃爛，九死一生。余斷生死，則又不在斑之大小紫黑，總以其形之松浮緊束爲憑耳。

如斑一出，松活浮於皮面，紅如朱點紙，黑如墨塗膚，此毒之松活外見者，雖紫黑成片可生；一出雖小如粟，緊束有根，如履透鍼，如矢貫的，此毒之有根錮結者，縱不紫黑亦死。苟能細心審量，神明於松浮緊束之間，決生死於臨證之頃，始信余言之不謬也。

論治疫

仲景之書，原有十六卷，今世只傳十卷，豈疫疹一門，亦在遺亡之數歟？以致後世立說紛紛，至河間清熱解毒之論出，有高人之見，異人之識，其旨既微，其意甚遠。後人未廣其說，而反以爲偏。《馮氏錦囊》亦云：斑疹不可發表，此所謂大中至正之論，惜未暢明其旨，後人何所適從。又可辨疫甚析，如頭痛、發熱、惡寒，不可認爲傷寒表證，強發其汗，徒傷表氣。熱不退又不可下，徒傷胃氣。斯語已得其奧妙。奈何以疫氣從口鼻而入，不傳於胃，而傳於膜原，此論似有語病。至用達原飲、三消、諸承氣，猶有附會表裏之意。惟熊恁昭《熱疫志驗》首用敗毒散（一百八）去其爪牙，繼用桔梗湯（五十二）同爲舟楫之劑，治胸膈手六經邪熱。以手足少陽俱下膈絡胸中，三焦之氣爲火，同相火遊行一身之表，膈與六經乃至高之分，此藥浮載亦至高之劑，施於無形之中，隨高下而退胸膈及六經之熱，確係妙方。汪按：敗毒散似未盡妥，究宜慎用。余今採用其法，減去硝、黃，以熱疫乃無形之毒，難以當其猛烈，重用石膏，直入肺胃，先搗其窩巢之害，而十二經之患自易平矣。無不屢試屢驗，明者察之。

論治疹

診出於胃，古人言熱未入胃而下之，熱乘虛入胃故發斑，熱已入胃，不即下之，熱不得泄亦發斑。此指寒邪化熱，誤下失下而言。若疫疹未經表下，有熱不一日而即發者，故余謂熱疫有斑疹，傷寒無斑疹也。熱疫之斑疹，發之愈遲，其毒愈重，一病即發，以其胃本不虛，偶染疫邪，不能入胃，猶之牆垣高大，門戶緊密，雖有小人，無從而入，此又可所謂達於膜原者也。有遲至四、五日而仍不透者，非胃虛受毒已深，即發表攻裏過當，胃爲十二經之海，上下十二經，都朝宗於胃。胃能敷布十二經，榮養百骸，毫髮之間，靡所不貫。毒既入胃，勢必敷布於十二經，戕害百骸，使不有以殺其炎炎之勢，則百骸受其煎熬，不危何待？疫既曰毒，其爲火也明矣，火之爲病，其害甚大，土遇之而焦，金遇之而熔，木遇之而焚，水不能勝則涸，故《易》曰：燥萬物者，莫熯乎火。古人所謂元氣之賊也。以是知火者疹之根，疹者火之苗也，如欲其苗之外透，非滋潤其根何能暢茂！一經表散，燔爍火焰，如火得風，其焰不愈熾乎？焰愈熾，苗愈遏矣！疹之因表而死者，比比然也，其有表而不死者，乃麻疹、風疹之類。有謂疹可治而斑難治者，殆指疫疹爲斑耳。夫疫疹何難治哉，但人不知用此法也。

論疫疹之脉不能表下

疫疹之脈，未有不數者，有浮大而數者，有沉細而數者，有不浮不沉而數者，有按之若隱若見者，此《靈樞》所謂陽毒伏匿之象也。診其脈即知其病之吉兇，浮大而數者，其毒發揚，一經涼散，病自霍然。沉細而數者，其毒已深，大劑清解猶可補滅。至於若隱若見，或全伏者，其毒重矣，其證險矣。此脈得於初起者間有，得於七、八日者頗多，何也？醫者初認爲寒，重用發表，先傷其陽，表而不散，繼之以下，又傷其陰。殊不知傷寒五、六日不解，法在當下，猶必審其脈之有力者宜之。疫熱乃無形之毒，病形雖似大熱，而脈象細數無力，所謂壯火食氣也。若以無形之火熱，而當硝、黄之猛烈，熱毒焉有不乘虛而深入耶！怯弱之人，不爲陽脫，即爲陰脫；氣血稍能駕馭者，亦必脈轉沉伏，變證蜂起，或四肢逆冷，或神昏讝語，或鬱冒直視，或遺溺旁流，甚至舌卷囊縮，循衣摸床。種種惡候，頗類傷寒，醫者不悟引邪入內，陽極似陰，而曰變成陰證，妄投參、桂，死如服毒，遍身青紫，口鼻流血，如未服熱藥者，即用大劑清瘟敗毒飲（一百九）重加石膏，或可挽回。余因歷救多人，故表而出之。

論疹形治法

松浮灑於皮面，或紅或赤，或紫或黑，此毒之外見者，雖有惡證，不足慮也。若緊束有根，如從皮裏鑽出，其色青紫，宛如浮萍之背，多見於胸背，此胃熱將爛之候，即宜大清胃熱兼涼其血，以清瘟敗毒飲（一百九）加紫草、紅花、桃仁、歸尾，務使松活色淡，方可挽回。稍存疑慮，即不能救。

論疹色治法

血之體本紅，血得其暢，則紅而活，榮而潤，敷布洋溢，是疹之佳境也。淡紅有美有疵，色淡而潤，此色之上者也。若淡而不榮，或嬌而艷，乾而滯，血之最熱者。深紅者，較淡紅爲稍重，亦血熱之象，涼其血即轉淡紅。色艷如胭脂，此血熱之極，較深紅爲更惡，必大用涼血始轉深紅，再涼其血，而淡紅矣。紫赤類雞冠花而更艷，較艷紅爲火更盛，不急涼之，必至變黑，須服清瘟敗毒飲（一百九）加紫草、桃仁。細碎宛如粟米，紅者謂之紅砂，白者謂之白砂，疹後多有此證，乃餘毒盡透，最美之境。愈後蜕皮，若初病未認是疫，後十日半月而出者，煩躁作渴，大熱不退，毒發於頷者，死不可救。

論發瘡

疫毒發斑，毒之散者也。疫毒發瘡，毒之聚者也。初起之時，惡寒發熱，紅腫硬痛，此毒之發揚者。但寒不熱，平扁不起，此毒之內伏者。或發於要地，發於無名，發於頭面，發於四肢，種種形狀，總是瘡證。何以知其是疫毒所聚？尋常瘡脈，洪大而數，疫毒之脈，沉細而數，尋常瘡證，頭或不痛，疫毒則頭痛如劈，沉不能舉，是其驗也。稽其證有目紅面赤而青慘者，有忽汗忽嘔者，有昏憒如迷者，有身熱肢冷者，有腹痛不已者，有大吐乾嘔者，在大泄如註者，有讝語不止者，有妄聞妄見者，有大渴思水者，有煩躁如狂者，有喊叫時作若驚若惕者，病態多端，大率類是。誤認尋常瘡證，溫托妄施，斷不能救。

雄按：暑濕熱疫諸病，皆能外發癰瘡，然病人不自知其證發之由，外科亦但見其外露之瘡，因而誤事者最多，人亦僅知其死於外證也。噫！

論妊娠病疫

母之於胎，一氣相連，蓋胎賴母血以養，母病熱疫，毒火蘊於血中，是母之血即毒血矣，苟不亟清其血中之毒，則胎能獨無恙乎？須知胎熱則動，胎涼則安，母病熱疫，胎處熱矣，竭力清解以涼血，使母病去而胎可無虞。若不知此，而捨病以保胎，必至母子兩不保也。至於產後，以及病中適逢經至，當以類推。若云產後經期，禁用涼劑，則誤人性命，即在此言。

論悶證

疫疹初起，六脈細數沉伏，面色青慘，昏憒如迷，四肢逆冷，頭汗如雨，其痛如劈，腹內攪腸。欲吐不吐，欲泄不泄，男則仰臥，女則復臥，搖頭鼓頷，百般不足，此爲悶疫，斃不終朝。如欲挽回於萬一，非大劑清瘟敗毒飲（二百九）不可，醫即敢用，病家決不敢服，與其束手待斃，不如含藥而亡。

雖然，難矣哉！

雄按：所謂悶者，熱毒深伏於內，而不發露於外也，漸伏漸深，入臟而死，不俟終日也固已。治法宜刺曲池、委中，以泄營分之毒，再灌以紫雪（六十一）清透伏邪，使其外越。楊云：治法精良。或可挽回，清瘟敗毒飲何可試耶！汪按：本方有遏抑而無宣透，故決不可用。

疫疹治驗

乾隆戊子年，吾邑疫疹流行。初起之時，先惡寒而後發熱，頭痛如劈，腰如被杖，腹如攪腸，嘔泄兼作，大小同病，萬人一轍。有作三陽治者，有作兩感治者，有作霍亂治者，迨至兩日，惡候蜂起，種種危證，難以枚舉，如此死者，不可勝計，良由醫者固執古方之所致也。要之執傷寒之方以治疫，焉有不死者乎！是人之死，不死於病，而死於藥。不死於藥，而死於執古方之醫也。疫證乃外來之淫熱，非石膏不能取效，且醫者意也，石膏者寒水也，以寒勝熱，以水勝火，投之百發百中。五月間余亦染疫，凡邀治者，不能赴診，叩其證狀，錄方授之，互相傳送，活人無算。癸丑京師多疫，即汪副憲、馮鴻臚亦以餘方傳送，服他藥不效者，並皆霍然。故筆之於書，名曰清瘟敗毒飲（一百九），隨證加減，詳列於後。

雄按：吳門顧松園靖遠因父患熱病，爲庸醫投參、附所殺，於是發憤習醫，寒暑靡間者閱三十年。嘗著《醫鏡》十六卷。徐侍郎秉義爲之序，稱其簡而明，約而賅，切於時用而必效，惜無刊本。余求其書而不得，近見桐鄉陸定圃進士《冷廬醫話》，載其治汪纘功陽明熱證，主白虎湯（七），每劑石膏用三兩，兩服熱頓減，而遍身冷汗，肢冷發呃。郡中著名老醫，謂非參、附，弗克回陽，諸醫和之，君諱白虎再投必斃。顧引仲景熱深厥亦深之文，及嘉言陽證忽變陰厥，萬中無一之説，諄諄力辯。諸醫固執不眾，投參、附回陽斂汗之劑，汗益多而體益冷，反詆白虎之害，微陽脱在旦暮，勢甚危，舉家驚惶。復求顧診，仍主白虎，用石膏三兩，大劑二服，汗止身溫。再以前湯加減，數服而痊，因著《辨治論》。以爲溫熱病中宜用白虎湯，併不傷人，以解世俗之惑。陸進士云：此説與師愚之論合，且《醫鏡》中佳方不少，其治虚勞方用生地、熟地、天冬、麥冬、龜板、龍眼肉、玉竹、茯苓、山藥、人乳，《吳醫彙講》乃屬之汪纘功，方中增入牛膝一味。豈顧著《醫鏡》一書，爲汪氏所竊取耶？附及之以質博雅。汪按：虚勞而咳者，肺中必有邪，麥冬、玉竹不宜用。

疫證條辨

一、頭痛目痛，頗似傷寒，然太陽、陽明頭痛，不至於傾側難舉，而此則頭痛如劈，兩目昏瞀，勢若難支。總因火毒達於二經，毒參陽位，用釜底抽薪法，撤火下降，其痛立止，其疹自透。宜清瘟敗毒飲（一百九），增石膏、元參，加菊花，誤用辛涼表散，燔爍火焰，必轉悶證。

二、骨節煩疼，腰如被杖，骨與腰皆腎經所屬，其痛若此，是淫熱之氣，已流於腎經。宜本方增石膏、元參，加黃柏。誤用溫散，死不終朝矣。

三、熱宜和，不宜躁，若熱至遍體炎炎，較之昏沉肢冷者，而此則發揚。以其氣血尚堪勝毒，一經清解，而疹自透，妄肆發表，必至内伏。宜本方增石膏、生地、丹皮、芩、連。

四、有似乎靜而忽躁，有似乎躁而忽靜，謂之靜躁不常，較之癲狂，彼乃發揚，而此嫌鬱遏。總爲毒火内擾，以至坐臥不安，宜本方增石膏、犀角、黃連。

五、瘖從陽主上，痳從陰主下。胃爲六腑之海，熱毒壅遏，阻膈上下，故火擾不寐，宜本方增石膏、犀、連，加琥珀。

雄按：火擾不寐，何必琥珀？若欲導下，宜用木通。

六、初病週身如冰，色如蒙垢，滿口如霜，頭痛如劈，飲熱惡冷，六脈沉細，此陽極似陰，毒之隱伏者也，重清內熱，使毒熱外透。身忽大熱，脈轉洪數，煩躁讝妄，大渴思冰，證雖梟惡，尚可爲力。宜本方增石膏、丹皮、犀、連，加黃柏。若遇庸手妄投桂、附，藥不終劑，死如服毒。

七、四肢屬脾，至於逆冷，雜證見之，是脾經虛寒，元陽將脱之象。惟疫則不然，通身大熱，而四肢獨冷，此烈毒鬱遏脾經，邪火莫透，重清脾熱，手足自溫。宜本方增石膏。

雄按：四肢逆冷，在雜證不僅脾經虛寒，在疫證亦非毒壅脾經，增石膏原是清胃，胃氣行則肢自和也。亦有熱伏厥陰而逆冷者，溫疫證中最多，不可不知也。

八、筋屬肝，賴血以養，熱毒流於肝經，斑疹不能尋竅而出，筋脈受其衝激，則抽惕若驚，宜本方增石膏、丹皮，加膽草。

九、雜證有精液枯涸，水不上升，咽乾思飲，不及半杯。而此則思冰，飲水百杯不足。緣毒火熬煎於內，非冰水不足以救其燥，非石膏不足以制其焰。庸工猶戒生冷，病家奉爲至言，即溫水亦不敢與，以致唇焦舌黑，宜本方增石膏，加花粉。

十、四時百病，胃氣爲本，至於不食，似難爲也，而非所論於疫證。此乃邪火犯胃，熱毒上衝，頻頻乾嘔者有之，旋食旋吐者有之，胃氣一清，不必強之食，自無不食矣。宜本方增石膏，加枳殼。

雄按：熱壅於胃，杳不知饑，強進粥糜，反助邪氣，雖粒米不進，而病熱未衰者，不可疑爲胃敗也。若干嘔吐食，則本方之甘桔、丹皮，皆不可用，宜加竹茹、枇杷葉、半夏之類。

十一、胸膈乃上焦心肺之地，而邪不易犯，惟火上炎，易及於心，以火濟火，移熱於肺，金被火爍，其燥愈甚，胸膈鬱遏，而氣必長吁矣。宜本方增連、桔，加枳殼、蔞仁。

雄按：邪火上炎，固能鬱遏肺氣，而爲膈滿，第平素有停痰伏飲者，或起病之先兼有食滯者，本方地、芍，未可浪投，臨證須辨别施治。惟蘆菔汁既清燥火之閉鬱，亦開痰食之停留，用得其宜，取效甚捷。

十二、昏悶無聲者，心之氣出於肺而爲聲，竅因氣閉，氣因毒滯，心迷而神不清，竅閉而聲不出，宜本方增石膏、犀角、芩、連，加羚羊角、桑皮。

雄按：桑皮雖走肺，而無通氣宣竅之能，宜用馬兜鈴、射干、通草之類。清神化毒，當參紫雪（六十一）之類。

十三、胃氣弱者，偏寒偏熱，水停食積，皆與真氣相搏而痛，此言尋常受病之源也。至於疫證腹痛，或左或右，或痛引小腹，乃毒火衝突，發泄無門，若按尋常腹痛，分經絡而治之必死。如初起只用敗毒散（一百八）或涼膈散（四十二）加黃連，其痛立止。

雄按：疫證腹痛，固與雜證迥殊，然夾食、夾瘀、夾疝。因病疫而宿疾兼發者，亦正多也，臨證處方，豈可不爲顧及。

十四、筋肉瞤動，在傷寒則爲亡陽，而此則不然。蓋汗者心之液，血之所化也，血生於心，藏於肝，統於脾，血被煎熬，筋失其養，故筋肉爲之瞤動。宜本方增石膏、生地、元參，加黃柏。

雄按：亡陽瞤動，宜補土製水。淫熱瞤動，宜瀉火息風，本方尚少鎮靜息風之品，宜去丹、桔加菊花、膽草。

十五、病人自言胃出冷氣，非真冷也，乃上升之氣，自肝而出，中挾相火，自下而上，其熱尤甚。此火極似水，熱極之徵，陽亢逼陰，故有冷氣，宜本方增石膏、犀、地、丹、連，加膽草。

雄按：冷氣上升，雖在別證中見之亦多屬火，不知者妄投溫熱，貽害可勝道哉！本方桔、芍亦屬非宜，更有挾痰者，須加海蛇、竹瀝、蘆菔汁之類。汪按：此證挾痰者最多。

十六、口中臭氣，令人難近，使非毒火熏蒸於內，何以口穢噴人乃爾耶？宜本方增石膏、犀、連。

雄按：宜加蘭草、竹茹、枇杷葉、金銀花、薔薇露、瑩白金汁之類，以導穢濁下行。

十七、舌苔滿口如霜，在傷寒爲寒證的據，故當溫散。而疫證見此，舌必厚大，爲火極水化，宜本方增石膏、犀、地、翹、連、加黃柏。誤用溫散，旋即變黑。汪按：凡溫熱暑疫，見此舌者，病必見重，最宜詳慎。

雄按：凡熱證疫證見此苔者，固不可誤指爲寒，良由兼痰挾濕，遏伏熱毒使然，清解方中，宜佐開泄之品爲治。

十八、咽喉者水穀之道路，呼吸之出入，毒火熏蒸，至於腫痛，亟當清解以開閉塞。宜本方增石膏、元、桔，加牛蒡、射干、山豆根。

雄按：加瑩白金汁最妙，藥汁礙咽者，亟以錫類散（一百十）吹之。

十九、唇者脾之華，唇焮腫，火炎土燥也，宜本方增石膏、翹、連，加天花粉。

二十、頭爲諸陽之首，頭面腫大，此毒火上攻，宜本方增石膏、元參，加銀花、馬勃、僵蠶、板藍根、紫花地丁、歸尾，脈實者量加酒洗生大黃。

二十一、面上燎疱，宛如火燙，大小不一，有紅，有白，有紫黑相間，痛不可忍，破流清水，亦有流血水者，治同上條。

二十二、腮者肝腎所屬，有左腫者，有右腫者，有右及左、左及右者，名曰痄腮，不亟清解，必成大頭，治同上條。

二十三、頸屬足太陽膀胱經，熱毒入於太陽則頸腫，宜本方增石膏、元參、翹、桔，加銀花、夏枯草、牛蒡、紫花地丁、山豆根。

二十四、耳後腎經所屬，此處硬腫，其病甚惡。宜本方增石膏、元、地、丹、翹，加銀花、花粉、板藍根、紫花地丁，耳中出血者不治。

雄按：坎爲耳，故耳爲腎水之外候。然肺經之結穴在耳中，名曰龍葱，專主乎聽，金受火爍則耳聾，凡溫熱暑疫等證耳聾者，職是故也。不可泥於傷寒少陽之文，而妄用柴胡以煽其焰，古云耳聾治肺，旨哉言乎。

二十五、舌乃心之苗，心屬火，毒火衝突，二火相併，心苗乃動，而嗒舌弄舌，宜本方增石膏、犀、連、元參，加黃柏。

雄按：宜加木通、蓮子心、硃砂、童溺之類。

二十六、紅絲繞目，清其浮僭之火，而紅自退，誤以眼科治之，爲害不淺，宜本方加菊花、紅花、蟬蜕、歸尾、穀精。

雄按：加味亦是眼科之藥，不若但加羚羊角、龍膽草二味，爲精當也。

二十七、頭爲一身之元首，最輕清而邪不易干，通身焦燥，獨頭汗湧出。此烈毒鼎沸於內，熱氣上騰，故汗出如淋。宜本方增石膏、元參。

雄按：本方宜去芎、桔、丹皮，加童溺、花粉。

二十八、齒者骨之餘，雜證齗齒爲血虛，疫證見之爲肝熱，宜本方增石膏、生地、丹、梔，加膽草。

雄按：齒齦屬陽明，不可全責之肝也。

二十九、疫證鼻衄如泉，用陽明鬱熱上衝於腦，腦通於鼻，故衄如湧泉。宜本方增石膏、元、地、芩、連，加羚羊角、生桑皮、棕櫚灰。

雄按：本方宜去桔梗，加白茅根。

三十、舌上白點如珍珠，乃水化之象，較之紫赤黃黑，古人謂之芒刺者更重。宜本方增石膏、犀、連、元、翹，加花粉、銀花。

雄按：宜加薔薇根、瑩白金汁之類。

三十一、疫證初起，苔如膩粉，此火極水化，設誤認爲寒，妄投溫燥，其病反劇，其苔愈厚，精液愈耗，水不上升，二火煎熬，變白爲黑，其堅如鐵，其厚如甲，敲之戛戛有聲，言語不清，非舌卷也。治之得法，其甲整脫，宜本方增石膏、元參、犀、連、知、翹，加花粉、黃柏。

雄按：此證專宜甘寒，以充津液，不當參用苦燥。餘如梨汁、蔗漿、竹瀝、西瓜汁、藕汁，皆可頻灌，如得蕉花上露更良。楊云：蕉花上露，爲清熱無上妙品，但不可必得，即蕉根取汁，亦極妙也。若邪火已衰，津不能回者，宜用鮮豬肉數觔切大塊，急火煮清湯，吹淨浮油，恣意涼飲，乃急救津液之無上妙品。故友範慶簪嘗謂余云：酷熱炎天，正銀匠熔鑄各州縣奏銷銀兩之時，而銀爐甚高，火光撲面，非壯盛之人，不能爲也。口渴不敢啜茗，惟以淡煮豬肉取湯涼飲，故裸身近火，而津液不致枯竭。余因推廣其義，頗多妙用，拙案中可證也。

三十二、舌上發疔，或紅或紫，大如馬乳，小如櫻桃，三、五不等，流膿出血，重清心火，宜本方增石膏、犀角、翹、連，加銀花，舌上成坑，愈後自平。此二條乃三十六舌未有者。

雄按：亦宜加薔薇根、金汁之類，外以錫類散（一百十）或珍珠、牛黄研細糝之，則坑易平。

三十三、舌衄乃血熱上溢心苗，宜本方增石膏、黄連、犀、地、梔、丹，加敗棕灰。

雄按：外宜蒲黄妙黑糝之。

三十四、齒衄乃陽明少陰二經之熱相並，宜本方增石膏、元參、芩、連、犀、地、丹、梔，加黄柏。

三十五、心主神，心静則神爽，心爲烈火所燔，則神不清而譫語，宜本方增石膏、犀、連、丹、梔，加黄柏、膽草。

雄按：須參葉氏《溫熱論》逆傳治法，且此證挾痰者多，最宜諦審。

三十六、呃逆人有因胃熱上衝者，有因肝膽之火上逆者，有因肺氣不能下降者。宜本方增石膏，加竹茹、枇杷葉、柿蒂、羚羊角、銀杏仁，如不止，用沉香、檳榔、烏藥、枳殼各磨數分，名四磨飲，仍以本方調服。

雄按：此三候固皆實證，尚有痰阻於中者，便秘於下者，另有治法。銀杏仁澀濇氣分，但可以治虛呃，不宜加入此方。

三十七、邪入於胃則吐，毒猶因吐而得發越，至於乾嘔則重矣，總由內有伏毒，清解不容少緩，且本方增石膏、甘、連，加滑石、伏龍肝。

雄按：甘草宜去，伏龍肝溫燥之品，但可以治虛寒嘔吐，不宜加入此方。本方桔梗、丹、芍亦當去之，可加旋復花、竹茹、半夏、枇杷葉，如用反佐，則生薑汁爲妥。汪按：此方中生薑不可少。

三十八、疫毒移於大腸，裏急後重，赤白相兼，或下惡垢，或下紫血，雖似痢實非痢也。其人必惡寒發熱，小水短赤，但當清熱利水，宜本方增石膏、黄連，加滑石、豬苓、澤瀉、木通，其痢自止。誤用通利止濇之劑，不救。

雄按：熱移大腸，惡垢既下，病有出路，化毒爲宜。既知不可通利，何以仍加苓、澤等利水？毋乃疏乎。惟滑石用得對證，他如金銀花、槐蕊、黄柏、青蒿、白頭翁、苦參、蘆菔之類，皆可采也。

三十九、毒火註於大腸，有下惡垢者，有利清水者，有傾腸直註者，有完穀不化者，此邪熱不殺穀，非脾虚也。較之似痢者稍輕。考其證身必大熱，氣必麤壯，小溲必短，唇必焦紫，大渴喜冷，腹痛不已，四肢時而厥逆，宜因其勢而清利之。治同上條。

雄按：唇焦大渴，津液耗傷，清化爲宜，毋過滲利，惟冬瓜煮湯代茶煎藥，恣用甚佳。汪按：此及上條皆宜用緑豆。

四十、疫證大便不通，因毒火煎熬，大腸枯燥，不能潤下，不可徒攻其閉結而速其死也，宜本方加生大黄。或外用蜜煎導法。汪按：此註宜用麻仁。

四十一、邪犯五臟，則三陰脈絡不和，血乖行度，滲入大腸而便血，宜本方增生地，加槐花、栢葉、棕灰。

雄按：棕灰澀濇，即欲止之，宜易地榆炭。

四十二、膀胱熱極，小溲短赤而濇，熱毒甚者，溲色如油。宜本方加滑石、澤瀉、豬苓、木通、通草、萹蓄。

雄按：苓、澤等藥，皆滲利之品，溺阻膀胱者，借以通導，此證既云熱毒內熾，則水已耗奪，小溲自然渾赤短濇，但宜治其所以然，則源清而流潔。豈可強投分利，而爲鵲糠打油之事乎？或量證少佐一二味，慎毋忽視而泛施也。

四十三、溺血小便出血而不痛，血淋則小腹陰莖必兼脹痛，在疫證總由血因熱迫，宜本方增生地，加滑石、桃仁、茅根、琥珀、牛膝、棕灰。

雄按：設兼痛脹，忌用棕灰。汪按：亦宜用地榆炭。

四十四、發狂罵詈，不避親疏，甚則登高而歌，棄衣而走，逾垣上屋，力倍常時，或語生平未有之事，未見之人，如有邪附者。此陽明邪熱上擾神明，病人亦不自知，僧道巫尼徒亂人意。宜本方增石膏、犀、連、丹、梔，加黃柏。

雄按：宜加硃砂、青黛，挾痰加石菖蒲、竹瀝之類。

四十五、疫證之痰，皆屬於熱，痰中帶血，熱極之徵，宜本方增石膏、芩、地，加蔞仁，羚羊角、生桑皮、棕灰。

雄按：桑皮、棕灰可商，宜加滑石、桃仁、葦莖、瓜瓣之類。

四十六、疫證遺溺，非虛不能約，乃熱不自持。其人必昏沉讝語，遺不自知，宜本方增石膏、犀、連，加滑石。

四十七、諸病喘滿，皆屬於熱，況疫證乎。宜本方增石膏、黃芩，加桑皮、羚羊角。

雄按：杏仁、厚樸、半夏、旋覆花、枇杷葉、蔞仁、蘆菔、海蛇、蘆根之類，皆可隨證採用。本方地、芍宜去之。汪按：下條亦宜去地、芍。

四十八、淫熱熏蒸，濕濁壅遏，則週身發黃。宜本方增石膏、梔子，加茵陳、滑石、豬苓、澤瀉、木通。汪按：濕盛而用石膏，似宜佐以蒼朮、厚樸之類。

雄按：此證亦有宜下者。汪按：青殼鴨蛋敲小孔納樸、硝於孔中，紙封燉熟，日日服之，義取一補一消，治黃疸甚效。余嘗親試之，初時便溏不爽，服樸、硝而便反乾暢矣。

四十九、疫證循衣摸床撮空，此肝經淫熱也，肝屬木，木動風搖，風自火出。《左傳》云：風淫末疾。四末四肢也，肢動即風淫之疾也。宜本方增石膏、犀、連、梔、丹，加膽草。

雄按：桑枝、菊花、絲瓜絡、羚羊角、白薇之類，皆可採用，實者宜兼通腑，虛者宜兼養陰。

五十、狐蜮，宜本方增石膏、犀角、加苦參、烏梅、槐子。

以上五十證，熱疫惡候，變態無恒，失治於前，多致莫救。慎之慎之！

五十一、疫證熱毒，盤踞於內，外則遍體炎炎，夫熱極之病，是必投以寒涼，火被水剋，其焰必伏，火伏於內，必生外寒，陰陽相搏則戰，一戰而經氣輸泄，大汗出而病邪解矣。

五十二、疫證瘥後，四肢浮腫，勿遽溫補。

雄按：宜清餘熱，兼佐充津。

五十三、瘥後飲食漸增，而大便久不行，亦無所苦。此營液未充，若誤投通利，死不終朝矣。汪按：宜食黑脂麻。

五十四、熱疫爲病，氣血被其煎熬，瘥後飲食漸進，氣血滋生，潤皮膚而灌筋骸，或痛或癢，宛如蟲行，最是佳境，不過數日，氣血通暢，而自愈矣。

五十五、疫證失治於前，熱流下部，滯於經絡，以致腰膝疼痛，甚者起不能立，卧不能動，誤作痿治，必成廢人。宜本方小劑加木瓜、牛膝、續斷、萆薢、黄柏、威靈仙。

五十六、瘥後不欲飲食，食亦不化，此脾胃虚弱，宜健脾養胃。

雄按：不欲食病在胃，宜養以甘涼。食不化病在脾，當補以溫運。醫者須分別論治。按：葉香巖論脾胃辨析最明暢，余以爲勝於東垣之專事昇脾，學者所當師法也。

五十七、瘥後驚悸屬血虚，宜養血鎮驚。

雄按：亦有因痰熱未清者，不可不知也。汪按：因痰者頗多。

五十八、瘥後怔忡，乃水衰火旺，心腎不交，宜補水養心。

雄按：硃砂安神丸（一百十一）最妙。汪按：亦有兼挾痰者。

五十九、瘥後有聲不能言，此水虧不能上接於陽也，宜補水。

雄按：有痰熱滯於肺絡者，宜清肅。有疫熱耗傷肺陰者，宜清養，不僅水虧爲然也。

六十、瘥後聲顫無力，語不接續，名曰鄭聲。乃氣虛也。宜補中益氣湯。汪按：第五卷方論不錄此方，附論在清暑益氣湯（一百三）下。

雄按：此證雖屬氣虛，實由元氣無根，補中益氣升陽之劑，切勿誤投。宜集靈膏（一百十二）。

六十一、瘥後喜唾，胃虛而有餘熱也，烏梅十個，北棗五枚，俱去核，共杵如泥，加煉蜜丸彈子大。每用一丸噙化。

雄按：此方甚佳。

六十二、言者心之聲也，病中譫妄，乃熱擾於心，瘥後多言，餘熱未淨，譬如滅火，其火已息，猶存餘焰也。

雄按：宜導赤散（四十四）加麥冬、蓮子心、硃砂染燈心。

六十三、瘥後遺精，宜交心腎。

雄按：精因火動者多，宜清餘熱，黃連、黃柏，最是要藥。

六十四、瘥後觸事易驚，夢寐不安，乃有餘熱挾痰也，痰與氣搏，故恐懼。

雄按：宜用竹茹、黃連、石菖蒲、半夏、膽星、梔子、知母、茯苓、旋覆花、橘紅等藥。

六十五、瘥後終日昏睡不醒，或錯語呻吟，此因邪熱未淨，伏於心包絡所致。

雄按：宜用丹參、白薇、梔子、麥冬、甘草、木通、鹽水炒黄連、竹葉、硃砂染燈心、細茶等藥。挾痰者，花粉、天竺黄、石菖蒲、省頭草之類，或萬氏牛黄清心丸（四十）皆可採用。

六十六、瘥後自汗盜汗，虚象也，宜分陰陽而補益。

雄按：固屬虚候，多由餘熱未清，心陽内熾，慎勿驟補，清養爲宜，如西洋參、生地、麥冬、黄連、甘草、小麥、百合、竹葉、茯苓、連子心之類，擇而爲劑可也。

六十七、瘥後心神不安，乃心血虧損，宜養心。

雄按：固是心營不足，亦因餘熱未清，治如上條可也。

六十八、瘥後虚煩不寐者，血虚神不守舍也。

雄按：非神不守舍也，亦餘火擾動耳。治如上法，或加阿膠，或加生雞子黃，或加珍珠，審證而用得其宜，貴乎醫者之神悟矣。

六十九、瘥後餘熱未淨，腸胃虛弱，飲食不節，穀氣與熱氣兩陽相搏，身復發熱，名曰食復。

雄按：治法與傷寒食復同。更有瘥後起居不慎，作勞太早，虛陽浮擾而發熱者，名曰勞復，治宜調氣血。

七十、瘥後早犯女色而病者，名女勞復，女犯者爲男勞復。其證頭重目眩，腰痛肢痠，面熱如烘，心胸煩悶。宜麥冬湯（一百十三）主之。若舌出寸餘，纍日不收，名曰陽強。以冰片研細糝之即縮，長期至數寸者多不救。

雄按：此方甚妙，宜加竹茹、枸杞子。

七十一、男子新瘥，餘熱未淨，而女人與之交接得病者，名陽易。女人新瘥餘熱未清，而男子與之交接得病者，名陰易。其證男子則陰腫入腹，絞痛難忍；女人則乳抽裏急，腰胯痛引腹内。熱攻胸膈，頭重難抬，仰卧不安，動摇不得，最危之證。

雄按：陰陽二易，余謂之熱入精室證，第陰易較重於陽易，以女人疫熱之氣，本從陰户出也，古人用褌襠之義最精，取其能引熱邪仍由原路去，故陰易須剪所交接女人身穿未浣之褌襠，《千金》用月經赤帛，亦從此脱胎。陽易須剪所交接男子身穿未浣之褌襠，並取近陰處之數寸，燒灰服下，奏效甚捷。後人之用鼠矢，亦取其以濁導濁之義，然究不如燒褌散之貼切矣。餘如竹茹、花粉、韭白、滑石、白薇、槐米、楝實、緑豆、甘草梢、土茯苓等藥，並走精室，皆可隨證採用。以上三條，溫熱病後亦同，不僅疫證爾也。

卷五

方論

一、甘草湯　甘草二兩　水三升，煮取一升半，去滓，溫服七合。日二服。

王晉三曰：一藥治病，是曰奇方。

徐洄溪曰：大甘爲土之正味，能制腎水越上之火。

王樸莊曰：自《靈》、《素》至漢晉宋齊諸古方，凡云一兩者，以今之七分六厘准之，凡云一升者，以今之六勺七抄准之。汪按：唐人之方則一兩當古之三兩。雄按：鞠通凡引古方輒改定其分兩，而輕重甚未當也，學者審之。雄按：《傷寒類要》治傷寒心悸脈結代；《聖濟總錄》治舌腫塞口；《外科精要》治一切癰疽諸發，及丹石煙火藥發；《兵部手集》治懸癰；《直指方》治痘瘡煩渴，及蟲毒藥毒，《金匱玉函》治小兒撮口，及小兒羸瘦；《得效方》治小兒遺溺，皆以一味甘草爲方。妙用良多，總不外乎養陰緩急，清熱化毒也。汪按：亦兼取和中利水。

二、**桔梗湯**　桔梗一兩　甘草二兩　水三升，煮取一升，去滓。分溫再服。

鄒潤安曰：腎家邪熱，循經而上，肺不任受，遂相爭競，二、三日邪熱未盛，故可以甘草瀉火而愈。若不愈，是肺竅不利，氣不宣泄也，以桔梗開之。肺竅既通，氣遂宣泄，熱自透達矣。

雄按：雖以桔梗名湯，而倍用甘草，以爲駕馭，後人改稱甘桔湯是矣；但須審證而投，不可泥爲通治咽痛之方也。黄錦芳《醫案求真》嘗論及之，醫者不可不知。

三、**豬膚湯**　豬膚一觔　雄按：以豬皮去其肉肥，刮如紙薄。杭人能造，名曰肉鮓，可以充饌。水一鬥，煮取五升，去滓。

加白蜜一升，白粉五合，即是米粉熬香和令相得。溫分六服。

王晉三曰：腎應彘而肺主膚，腎液下泄，不能上蒸於肺，致絡燥而爲咽痛者，又非甘草所能治矣。當以豬膚潤肺腎之燥，解虛煩之熱，白粉、白蜜緩中，俾豬膚比類而致津液，從腎上入肺中，循喉嚨，復從肺出絡心，註胸中，而上中下燥邪解矣。

四、黃連阿膠湯　黃連四兩　黃芩一兩　芍藥二兩　阿膠三兩　雞子黃二枚

水五升，先煮三物取二升，去滓。内膠烊盡，小冷，内雞子黃攪令相得。溫服七合。日三服。

鄒潤安曰：尤氏云：陽經之寒，變爲熱則歸於氣；陰經之寒，變爲熱則歸於血。陽經或有歸於血者，惟陰經之熱則必不歸於氣，故三陰有熱結證，不用調胃承氣、小承氣，而獨用大承氣，諸下利證不已，必便膿血，是其驗

也。心中煩不得臥，熱證也。至二、三日以上，乃心中煩不得臥，則非始即屬熱矣。始即屬熱，心中煩不得臥者爲陰虛，陰虛則不得瀉火。今至二、三日以上始見，則爲陽盛，陽盛則宜瀉火。然致此陽盛，亦必其陰本虛，故阿膠、芍藥、雞子黄，無非救陰之品，瀉火則惟恃芩、連，而芩祇一兩，連乃四兩，此黄連之任，獨冠一方，而爲補劑中瀉藥矣。

五、**豬苓湯**　豬苓去皮　茯苓　澤瀉　滑石　阿膠各一兩　水四升，先煮四味，取二升，去滓。納阿膠烊消。溫服七合。日三。

周禹載曰：熱盛膀胱，非水能解，何者？水有止渴之功，而無祛熱之力也。故用豬苓之淡滲，與澤瀉之鹹寒，與五苓不異。而此易朮以膠者，彼屬氣，此屬血也。易桂以滑石者，彼有表，則此爲消熱也。然則所蓄之水去，則熱消矣。潤液之味投，則渴除矣。

鄒潤安曰：松之概挺拔勁正，楓之概柔弱易搖；松之理麤疏，楓之理堅細；松之葉至冬益蒼翠而不凋，楓之葉至冬遂鮮赤而即落。是其一柔一剛，顯然殊致。茯苓屬陽，治停蓄之水不從陽化者。豬苓屬陰，治鼓蕩之水不從陰化者，是故仲景以豬苓名方者，其所治之證，曰少陰病下利，咳而嘔渴，心煩不得眠者，豬苓湯主之。若五苓散則其治有渴者有不渴者，至茯苓入他方，所治之病，則不渴者居多。蓋渴者水氣被陽逼迫，欲得陰和而不能也，與之豬苓，使起陰氣，以和陽化水，譬之楓葉已丹，遂能即落也。

六、**大承氣湯** 厚樸去皮炙，八兩 枳實炙，五枚 大黃四兩，酒洗 芒硝三合 水一斗，先煎二物取五升，去滓。納大黃煮取二升，去滓。納硝，更上微火一二沸，溫，再服。得下，餘勿服。

鄒潤安曰：柯氏云：厚樸倍大黃爲大承氣，大黃倍厚樸爲小承氣，是承氣者在枳、樸應不在大黃矣。但調胃承氣湯，不用枳、樸亦名承氣何也？且三承氣湯中，有用枳、樸者，有不用枳樸者；有用芒硝者，有不用芒硝者；有用甘草者，有不用甘草者；惟大黃則無不用，是承氣之名，固當屬之大黃。況厚樸三物湯，即小承氣湯，厚樸分數且倍於大黃，而命名反不加承氣字，猶不可見承氣不在枳、樸乎！自金元人以順釋承，而大黃之功不顯，考《本經》首推大黃通血，再以《六微旨大論》，亢則害，承乃制之義參之，則承氣者非血而何。夫氣者血之帥，故血隨氣行，亦隨氣滯，氣滯血不隨之滯者，是氣之不足，非氣之有餘。惟氣滯並波及於血，於是氣以血爲窟宅，血以氣爲禦侮，遂連衡宿食，蒸逼津液，悉化爲火，此時惟大黃能直擣其巢，傾其窟穴，氣之結於血者散，則枳、樸遂能效其通氣之職，此大黃所以爲承氣也。雄按：此余夙論如此，鄒氏先得我心。汪按：大黃本血分之藥，故知此說確不可易。

七、白虎湯

石膏一觔　知母六兩　甘草二兩，炙　粳米六合　水一斗，煮米熟湯成，去滓。溫服一升。日三服。

方中行曰：白虎者西方之金神，司秋之陰獸，虎嘯谷風冷，涼風酷暑消，神於解熱，莫如白虎。石膏、知母辛甘而寒，辛者金之味，寒者金之性，辛甘體寒，得白虎之體焉。甘草、粳米，甘平而溫，甘取其緩，溫取其和，緩而且和，得伏虎之用焉。飲四物之成湯，來白虎之嗥嘯，陽氣者以天地之疾風名也。風行而虎嘯者，同氣相求也。虎嘯而風生者，同聲相應也。風生而熱解者，物理必至也。抑嘗以此合大小青龍、真武而論之，四物者四方之通神也，而以命名。蓋謂化裁四時，神妙萬世，名義兩符，實自然而然者也。方而若此，可謂至矣，然不明言其神，而神卒莫之掩者，君子慎德，此其道之所以大也。汪按：飲四物之成湯以下數行語，多支離牽強必宜削去。夫白虎湯清熱乃甘雨非涼風也，既備四方之神，朱鳥一方何以獨缺，且熱劑而名真武，名與實爽矣。醫者不能研究醫理，乃附會經義，以自文其淺陋，甚且衍先天，論太極，以欺人，實則無關於辨證處方也。自明以來，庸醫陋習，大率如此，學者戒之。

八、**白虎加人參湯**　原方加人參三兩，煮服同前法。

鄒潤安曰：傷寒脈浮，發熱無汗，其表不解者，不可與白虎湯。汪按：洄溪云：無汗二字最爲白虎所忌。渴欲飲水，無表證者，白虎加人參湯主之。可見白虎加人參湯之治重在渴也，其時時惡風，則非常常惡風矣。背微惡寒，則非徧身惡寒矣。常常惡風，徧身惡寒者，謂之表證。時時惡風，背微惡寒者，表邪已經化熱，特尚未盡耳。謂之無表證可也。然熱邪充斥，津液消亡，用栝蔞根生津止渴可也，何以必用人參？《靈樞決氣篇》腠理發泄，汗出溱溱，是謂津。津爲水陰屬也，能外達上通則陽矣。夫是之謂陰中之陽，人參亦陰中之陽，惟其入陰，故能補陰。惟其爲陰中之陽，故能入陰，使人陰中之氣，化爲津不化爲火。是非栝蔞根可爲力矣。

雄按：朱奉議云：再三汗下熱不退者，以此湯加蒼朮一錢，如神。

九、**黃芩湯** 黃芩三兩 甘草炙 芍藥各二兩 大棗十二枚 水一斗，煮取三升，去滓。溫服一升。日再，夜一服。

鄒潤安曰：或問黃芩湯治何等證，其證腹痛與否？若腹痛何以用黃芩？若腹不痛何以用芍藥？汪按：腹痛因乎熱者甚多，謂腹痛必因寒者，前人拘滯之見也。曰其證身熱，不惡風亦不惡熱，或下利，或嘔，腹則不痛。蓋芍藥、甘草、大棗，桂枝湯裏藥也，以不惡風故不用薑、桂。黃芩、甘草、大棗，小柴胡裏藥也，以不往來寒熱，故不用柴胡。以其常熱，故不用人參；若不嘔則並不用半夏、生薑。至芍藥則並不因腹痛而用，以桂枝湯證原無腹痛也。亦不心下痞硬，故不去大棗也。又《厥陰篇》云：傷寒脈遲，與黃芩湯除其熱，腹中則冷不能食，可知黃芩湯證之脈必數。黃芩所治之熱，必自裏達外，不治但在表分之熱矣。然仲景用黄芩有三偶焉，氣分熱結者，與柴胡爲偶；血分熱結者，與芍藥爲偶；濕熱阻中者，與黄連爲偶。以柴胡能開氣分之結，不能泄氣分之熱；芍藥能開血分之結，不能清迫血之熱；黄連能治濕生之熱，不能治熱生之濕。譬之解鬥，但去其鬥者，未平其致鬥之怒，鬥終未已也。故黄芩協柴胡，能清氣分之熱；協芍藥，能泄迫血之熱；協黄連，能解熱生之濕也。汪按：前人方解，不過望文生義，必如鄒氏諸條，始覺有味可咀矣。

十、**黄芩加半夏生薑湯**　原方加半夏半升、生薑三兩，煮服法同前。

鄒潤安曰：嘔而脈數口渴者，爲火氣犯胃，不宜加此。

雄按：章虚谷云：生薑性熱，僅能治寒，不可泛施於諸感也。汪按：《傷寒》一百十三方，用薑者五十七，則此味原非禁劑，然溫暑證最宜慎用，用之不當，或致殺人。洄溪謂雖與芩連同用，亦尚有害是也。又古時未有炮製之法，凡方用半夏無不兼用薑者，義取制半夏之毒，其所以治病者，功在半夏，在不薑也。今所用半夏，必先已薑制，可不必兼用薑矣。後人不察，但見古方用薑者不少，遂不論何證，隨手妄施，其中必有誤人而不自覺者，戒之。

十一、**梔子豉湯**　梔子十四枚　香豉四合，棉裹　水四升，先煮梔子得二升半，納豉煮取升半，去滓。分爲二服。溫進一服，得吐，袛後服。

徐洄溪曰：此劑分兩最小，凡治上焦之藥皆然，按此湯加減七方，既不註定何經，亦不專治何誤，總由汗吐下之後，正氣已虛，尚有痰涎滯氣，凝結上焦，非汗下之所能除。雄按：溫暑濕熱之證，每有痰涎滯氣，凝結上焦，不必在汗吐下後也，既非汗下可除，尤忌妄投補劑。《經》所云在上者，因而越之，則不動經氣，而正不重傷，此爲最便，乃不易之法也。古方梔子皆生用，故入口即吐，後人作湯，以梔子炒黑，不復作吐，全失用梔子之意。然服之於虛煩證亦有驗，想其清肺除煩之性故在也。汪按：欲取吐者必宜生用。

十二、**一物瓜蒂湯**　瓜蒂二個，剉　水一升，煮取五合，去滓。頓服。

尤在涇曰：暑之中人也，陰虛而多火者，暑即寓於火之中，爲汗出而煩渴，宜白虎加人參以清熱生陰。陽虛而多濕者，暑即伏於濕之內，爲身熱而疼重，故暑病恒以濕爲病，而治濕即所以治暑。瓜蒂苦寒，能吐能下，去身面四肢水氣，水去而暑無所依，將不治而自解矣。此治中暑兼濕者之法也。

十三、**炙甘草湯**一名復脈湯　甘草四兩，炙　生地黃一觔　麥冬　麻仁各半觔　桂枝　生薑各三兩　人參　阿膠各二兩　大棗三十枚。方中行曰：地黃上不當有生字　清酒七升水八升，先煮八味取三升，去滓。納膠烊消盡。溫服一升。日三。

沈亮宸曰：此湯爲千古養陰之祖方也。

鄒潤安曰：地黃分數，獨甲於炙甘草湯者。蓋地黃之用，在其脂液，能榮養筋骸，經脈乾者枯者，皆能使之潤澤也，功能復脈，故又名復脈湯。脈者原於腎而主於心，心血枯槁，則脈道泣濇，此《傷寒論》所以脈結代與心動悸併稱，《金匱要畧》又以脈結悸與汗出而悶並述，至肺痿之心中溫溫液液，涎唾多。則陰皆將盡之孤註，陽僅膏復之殘焰，惟此湯可增其殼內絡外之脂液也。

十四、**瓜蒂散湯** 瓜蒂熬黄 赤小豆各一分。汪按：赤小豆乃小粒赤豆，俗名米赤者是也，勿誤用相思子。 各别搗篩爲散已，合治之取一錢匕，以香豉一合，用熱湯七合煮作稀糜，去滓。取汁和散，溫頓服之。不吐者少少加，得快吐爲止。諸亡血虚家，不可與之。

盧子繇曰：瓜象實在須蔓間也，蒂瓜之綴蔓處也，性遍蔓延，末繁於本，故少延輒腐，《爾雅》云：其紹瓞。《疏》云：繼本曰紹，形小曰瓞。故近本之瓜常小，近末之瓜轉大也。凡實之吮抽津液，惟瓜稱最，而吮抽津液之樞惟蒂，是以瓜蒂具徹下炎上之用，乃蒂味苦而瓜本甘，以見中樞之所以别於上下内外，誠湧泄之宣劑通劑也。

十五、**麻黄連翹赤小豆湯** 麻黄 連翹 甘草炙 生薑各二兩 赤小豆 生梓白皮各一升 杏仁四十個 大棗十二枚 潦水一斗，先煮麻黄再沸去上沫，納諸藥，煮取三升。分溫三服。半日服盡。

鄒潤安曰：本經臚列連翹之功，以寒熱起，以熱結終，此條瘀熱在裏句，適與連翹功用不異。郭景純《爾雅註》。一名連苕，苕軺聲同字異耳。而今本《傷寒論》註曰：連軺即連翹根，遂以《本經》有名未用翹根當之。陶隱居云：方藥不用，人無識者，故《唐本草》去之。豈仲景書有此，六朝人皆不及見，至王海藏忽見耶？噫，亦必無之事矣。

十六、**梔子柏皮湯**　梔子十五枚　黃柏二兩　甘草一兩　水四升，煮取升半，去滓。分溫再服。

鄒潤安曰：梔子大黃湯、茵陳蒿湯、大黃消石湯、梔子柏皮湯證，其標皆見於陽明。陽明者有在經、在腑之分，發熱汗出懊憹，皆經證也；腹滿小便不利，皆腑證也。梔子大黃湯證，經多而腑少；茵陳蒿湯證，有腑而無經；梔子柏皮湯證，有經而無腑；大黃消石湯證，經少而腑多。

雄按：《金鑒》云：此方之甘草，當是茵陳蒿，必傳寫之訛也。

十七、**茵陳蒿湯** 茵陳蒿六兩 梔子十四枚 大黃二兩 水一斗，先煮茵陳減六升，納二味煮取三升，去滓。分溫三服。小便當利，溺如皂角汁狀，色正赤，一宿腹減，病從小便去也。徐洄溪曰：先煮茵陳則大黃從小便出，此秘法也。

鄒潤安曰：新感之邪，爲素有之熱結成黄疸，此證已所謂因陳矣。故《傷寒》、《金匱》二書，幾若無疸不因陳者，然梔子柏皮湯證，有外熱而無裏熱；麻黃連翹赤小豆湯證，有裏熱而無外熱；小建中湯證，小便自利；小柴胡湯證，腹痛而嘔；小半夏湯證，小便色不變而噦；桂枝加黄耆湯證，脈浮；梔子大黃湯證，心中懊憹；消石礬石散證，額上黑，日晡發熱，則内外有熱；但頭汗出齊頸而還，腹滿小便不利口渴，爲茵陳蒿湯證矣。第腹滿之治在大黄，内熱之治在梔子，惟外復有熱，但頭汗出，小便不利，始爲茵陳的治。其所以能治此者，以其新葉因陳乾而生，清芬可以解鬱熱，苦寒可以泄停濕也。蓋陳乾本能降熱利水，復加以葉之如絲如縷，挺然於暑濕蒸逼之時，先草木而生，後草木而凋，不必能發散，而清芳揚溢，氣暢不斂，則新感者遂不得不解，自是汗出不祇於頭矣，故曰發熱汗出。此爲熱越不能發黄也。

十八、**抵當湯**　水蛭熬　虻蟲去翅足，熬　桃仁去皮尖，各三十個　大黄三兩，酒浸　上爲末，以水五升，煮取三升，去滓。温服一升。不下再服。

徐洄溪曰：凡人身瘀血方阻，尚有生氣者易治。阻之久，則無生氣而難治。蓋血既離經，與正氣全不相屬，投以輕藥，則拒而不納。藥過峻，又能傷未敗之血，故治之極難。水蛭最喜食人之血，而性又遲緩善入，遲則生血不傷，善入則堅積易破，借其力以攻積久之滯，自有利而無害也。雄按：王肯堂云：人溺、蜂蜜，皆制蛭毒。

章虛谷曰：經言陽絡傷則血外溢，陰絡傷則血內溢，外溢則吐衄，內溢則便血。蓋陰陽手足十二經交接，皆由絡貫通接連。細絡分佈週身，而血隨氣行，必由經絡流注，表裏循環。是故絡傷則血不能循行，隨陰陽之部而溢出，其傷處即瘀阻，阻久而蓄積，無陽氣以化之，乃成死血矣。故仲景用飛走蟲藥，引桃仁專攻絡結之血，大黃本入血分，再用酒浸，使其氣浮，隨蟲藥循行表裏，以導死血歸腸腑而出，豈非爲至妙至當之法哉。由是類推，失血諸證，要必以化瘀調經絡爲主矣。余每見有初治即用呆補之法，使瘀結絡閉，不能開通，終至於死，良可慨也。雄按：王清任論虛勞，亦主瘀阻，蓋本大黃䗪蟲丸之義而言也。

十九、**文蛤散**　文蛤五兩　爲散。以沸湯和一錢匕服，湯用五合。

二十、文蛤湯

文蛤　石膏各五兩　麻黄　甘草　生薑各三兩　杏仁五十粒　大棗十二枚

水六升，煮取二升。溫服一升。汗出即愈。

鄒潤安曰：文蛤即海蛤之有文理者，吳人謂之花蛤。雄按：王晉三云：若黯色無文者，服之令人狂走赴水。《夏小正》季秋之月，雀入於海爲蛤。安氏云：雀羽蟲也，羽蟲屬火，火炎上，故鳥上飛，曷爲入海而爲蛤？蓋九月火伏於戌，十月純陰，金水之令，故羽蟲感之而化也，蛤屬水，水性下，故下潛。秋冬不勝火，雀爲蛤，象火之伏於水也。又離爲火爲雉爲蚌，雀雉之類，蛤蚌之類，外剛内柔，皆離之變化也。因而思《傷寒論》反以冷水潠灌之證，非火厄於水而何？《金匱要略》吐後渴欲得水之條，非火之溺於水而何？惟其火在水中而病，故以火入水中而生者治之，然厄於水者惡水，惡水則火與水未相浹也，故直以是使水中之火仍暢茂得生而可已。溺於水者喜水，喜水則火與水漸相浹矣，故必合麻杏甘膏加薑、棗以清發之，乃能已也。

二十一、五苓散

澤瀉一兩六銖　豬苓　茯苓　白朮各十四銖。方中行曰：朮上不當有白字。雄按：二十八銖爲一兩，每銖重四分二厘弱，六銖爲錙，即二錢五分，十八銖即七錢五分也。　桂枝半兩　爲末，以白飲和服方寸匕，日三。多服暖水，汗出愈。

沈果之曰：中風發熱六、七日不解而煩，有表裏證，渴欲飲水，水入即吐，名曰水逆，五苓散主之。蓋表證爲太陽不足，故用桂以宣陽氣，通津液於週身，即《內經》水精四佈，五經並行之旨，非用之以通水道下出也。裏證爲三焦之氣化不宣，故用瀉、朮、二苓以通三焦之閉塞，非開膀胱之溺竅也。夫下焦之氣化不宣，則腹膨而小便不利，水蓄膀胱，是爲胞痺，此乃水蓄於膀胱之外，不能化入膀胱，故用五苓以化之。至小便不利，汗出而渴者，亦主以是方。而不渴者，茯苓甘草湯主之。蓋渴爲陽氣不足，水不上升也，不升則不降，故用桂以昇之，二苓、澤瀉以降之，而用朮以爲中樞。乃註者莫不以渴，爲熱入膀胱，津液被劫所致。如果熱入而復用桂、朮以溫液耗津，又加苓、澤之滲之，是熱之又熱，耗之又耗，速之斃矣。且不渴者反不用五苓而用茯苓甘草湯，可知不渴者無須桂、朮之蒸騰津液，而桂、朮之非治太陽而治三焦，更不待言矣。

二十二、**小陷胸湯**　栝蔞實大者，一枚　黃連一兩　半夏半昇　水六升，先煮栝蔞取三升，去滓，納諸藥，煮取二升，去滓。分溫三服。

鄒潤安曰：觀仲景之用栝蔞實，在此湯曰小結胸，正在心下，按之則痛，在栝蔞薤白酒湯曰喘息咳唾，胸背痛短氣，而其脈一則曰浮滑，一則曰寸口沉遲，關上小緊數，是皆陰中有陽，且踞於陽位者也。夫胸背痛較按之方痛則甚，痺則較結爲輕，咳唾喘息，是其勢爲上衝，而居於心下，按之才痛，似反靜而不動。此其機總緣氣與飲相阻，寒與熱相糾，熱甚於寒者，其束縛反急而爲結；寒甚於熱者，其蔽塞自盛而爲痺。是故結胸之病伏，胸痺之病散，伏者宜開，散才宜行。故一則佐以連夏之逐飲泄熱，一則佐以薤酒之滑利通陽，栝蔞實之裹無形攢聚有形，使之滑潤而下則同。能使之下，似是治實之方，僅能使之下，不能使其必通，又非純乎治實之道矣。何以知不能使之必通？蓋有停飲痛甚，至不得臥，即當加半夏。若兼胸滿脅下逆搶心，則仍加枳、樸、桂枝。倘竟能通，又何必如是哉。是知栝蔞實之治，大旨在火與痰結於陽位，不純乎虛，亦不純乎實者，皆能裹之而下，此其擅長矣。

二十三、**白散** 桔梗 貝母各三分 巴豆一分，去皮心膜，熬黑，研如脂，雄按：古人以六銖爲一分，分字去聲，即二錢五分也。

爲末，納巴豆，更於臼中杵之，以白飲和服。強人半錢，羸者減之。病在膈上必吐，在膈下必利，不利進熱粥一杯，利過不衹，進冷粥一杯。汪按：半錢者以銅錢取藥末，僅没錢文之半，即半錢匕，而省匕字，非若今人以五分爲半錢也。

鄒潤安曰：寒實結胸，無熱證者，治以白散，散中用桔梗爲疏通氣分之主。夫開導胸中之氣，仲景於大承氣湯、梔子厚樸等湯，莫不用枳、樸，此偏不用何哉？蓋病有上下，治有操縱。結在上者宿痰停飲也，故凡結胸，無論熱實寒實，寧用甘遂、葶藶、巴豆，不用枳、樸，如大陷胸湯丸、白散是也。結在中下，始熱與實浹，氣隨熱化，則於蕩滌邪穢中，疏利其與邪爲伍之氣，大小承氣諸湯是也。況桔梗之用，使氣上越，而不使氣下泄，今病在至高，固宜操上而縱下，不使中下無過之地，横被侵陵，故曰病在膈上必吐，在膈下必利也。熱邪與停飲結，治以栝蔞，而佐之者反用半夏、黄連，寒邪與停飲結，治以巴豆，而佐之者反用桔梗、貝母。於寒因熱用、熱因寒用之中，反佐以取之，可謂精義人神以致用者矣。

二十四、**調胃承氣湯** 大黄四兩，去皮，清酒浸 甘草二兩炙 芒硝半昇 水三升，先煮大黄、甘草取一升，去滓，納芒硝，更上火微煮令沸，少少温服之。

徐洄溪曰：芒硝善解結熱之邪，大承氣用之以解已結之熱邪，此方用之以解將結之熱邪，其能調胃則全賴甘草也。

二十五、**升麻鱉甲湯** 升麻 當歸 甘草各二兩 蜀椒炒，去汗，一兩 鱉甲手指大一片，炙 雄黄半兩，研 水四升，煮取一升，頓服之。老小再服取汗。《金匱要畧》陽毒用此方，陰毒去雄黄、蜀椒，《肘後千金方》陽毒用升麻湯，無鱉甲有桂，陰毒用甘草湯，即本方無雄黄。《活人書》陽毒升麻湯，用犀角、射干、黄芩、人參，無當歸、蜀椒、鱉甲、雄黄。

徐洄溪曰：蜀椒辛熱之品，陽毒用而陰毒反去之，疑誤。《活人書》加犀角等四味，頗切當。

二十六、**百合知母湯**　百合七枚　知母三兩　先以水洗百合漬一宿，當白沫出，去其水，別以泉水二升，煎取一升，去滓。別以泉水二升，煎知母取一升後，合煎取一升五合。分溫再服。

王樸莊曰：百合入藥，以野生極小者爲勝。

二十七、**百合雞子黄湯**　百合七枚　雞子黄一枚　先煎百合如前法，納雞子黄攪勻，煎五分。溫報。

二十八、**百合滑石代赭湯**　百合七枚，擘　滑石三兩，碎，綿裹　代赭石如彈丸大一枚，碎，綿裹　先煎百合如前法，別以泉水二升，煎滑石代赭取一升，去滓後，合和重煎取一升五合。分溫再服。

二十九、**百合地黄湯**　百合七枚，擘　生地黄汁一升　先煎百合如前法了，納地黄汁煎取一升五合，分温再服，中病勿更服，大便当如漆。

三十、**百合滑石散** 百合炙一两，滑石三两 为散，饮方寸匕，日三服。当微利者祇服，热则除。

鄒潤安曰：玩百合知母湯，可以見汗則傷氣，邪搏於氣分，爲消渴熱中也。玩百合雞子黃湯，可以見吐則傷止，邪擾於心，爲煩懊不寐也。玩百合代赭湯，可以見下則傷血，邪搏於血分，爲血脈中熱也。玩百合地黄湯，可以見不經吐下發汗，則繫百脈一宗，悉致其病，無氣血上下之偏矣。所謂百脈一宗者何，《平人氣象論》曰：胃之大絡名曰虚裏，出於左乳下，其動應衣，爲脈宗氣，是最近於心，乃著邪焉，是以見證行卧不安，如有神靈，皆心中輾轉不適之狀。口苦小便數，身形如和，其脈微數，皆心中熱鬱氣悗之徵。以此例之，《本經》百合主邪氣腹滿心痛，蓋有若合符節者，而治法始終不外百合，則以心本不任受邪，心而竟爲邪擾，則不責將之謀慮不審，即責相之治節不行。今邪阻於上而不下行，爲肺之不主肅降，無能遁矣。故欲徵其愈期，極宜驗其小便，凡溺時必肺氣下導，小便乃出，今氣拄於頭，即欲下行，上先有故，則肺形之軒舉不隨，氣之支結不降，亦又何疑，乃頭中之不適，復分三等，其最甚者，至氣上拄而爲痛，其次則不痛而爲淅淅然，又其次則因小便通而快然，即此驗其軒舉支結之淺深微甚，既瞭如指掌矣。況合之以百合地黃湯下云，大便當如漆。百合滑石散下云，微利者止服，熱則除。則百合之利大小便，又與本經脗合矣。

三十一、**栝蔞牡蠣散**　栝蔞根　牡蠣熬，等分　爲細末，飲服方寸匕。日三服。

鄒潤安曰：百合病至一月不解，而變成渴，以百合湯洗之，而仍不瘥，則病爲傷中上之陰無疑。雖然，僅曰渴，不曰欲飲水，且不煩不熱，究竟病無駐足之所，僅渴之一端，爲得所依藉耳。於此見昔之百脈一宗，悉致其病者，今則上焦已化，而在下者尚未化也。上焦已化，百脈之病已蠲其半，百全遂無所用之。而下焦之未化者，不得不選用牡蠣，使之召陽歸陰，而其主腦，尤在治上焦之已化者，故方中配以從陽化陰之栝蔞根，兩物等分，標名則升栝蔞於牡蠣之上，爲一方之統攝也。

三十二、**甘草瀉心湯** 甘草炙四兩，黄芩 人參 乾薑各三兩 半夏半昇 黄連一兩 大棗十二枚，《傷寒論》無人參。 水一斗，煮取六升，去滓，再煎取三升，溫服一升。日三。

王晉三曰：甘草瀉心，非瀉結熱，因胃虛不能調劑上下，水寒上逆，火熱不得下降，結爲痞。故君以甘草、大棗和胃之陰，乾薑、半夏啟胃之陽，坐鎮下焦客氣，使不上逆，仍用芩、連，將已逆爲痞之氣，輕輕瀉卻，而痞乃成泰矣。

三十三、**赤豆當歸散**　赤小豆三升，浸令芽出，曝乾　當歸十分　杵爲散，漿水服方寸匕。日三。汪按：赤小豆乃赤豆之小種，今藥肆以半紅半黑之相思子爲赤小豆，醫者亦多誤用，然相思子不能出芽，即此方可證其訛。

三十四、**二妙散**　茅山蒼朮生用　川黄柏炒黑　爲末，搗生薑煎沸湯，調服。

王晉三曰：此偶方之小制也。蒼朮生用入陽明經，能發二陽之汗。黄柏炒黑入太陰經，能除至陰之濕，一生一熟，相爲表裏，治陰分之濕熱，有如鼓應桴之妙。

三十五、**生薑瀉心湯**　生薑四兩　甘草炙　人參　黄芩各三兩　半夏半昇　黄連　乾薑各一兩　大棗十二枚　水一斗，煮取六升，去渣，煎取三升。溫服一升。日三。

徐洄溪曰：汗後而邪未盡，必有留飲在心下，其證甚雜，而方中諸藥一一對證。內中又有一藥治兩證者，亦有兩藥合治一證者，錯綜變化，攻補兼施，寒熱互用，皆本《內經》立方諸法。其藥性又皆與《神農本草》所載，無處不合。學者能於此等方講求其理而推廣之，則操縱在我矣。

三十六、**半夏瀉心湯** 半夏半升 黃芩 乾薑 甘草炙 人參各二兩 黃連一兩 大棗十二枚 水一斗，煮取六升，去滓，再煎取三升。溫服一升。日三。

方中行曰：半夏、乾薑，辛以散虛滿之痞。黃芩、黃連，苦以泄心膈之熱。人參、甘草，甘以益下後之虛，大棗甘溫潤以滋脾胃之液。曰瀉心者，言滿在心膈而不在胃也。

三十七、**大黃黃連瀉心湯** 大黃二兩 黃連一兩 麻沸湯二升漬之，須臾，絞去滓。分溫再服。

尤在涇曰：成氏云：此導虛熱之方也。按所謂虛熱者，對燥矢而言也。蓋邪熱入裏，與糟粕相結，則爲實熱，不與糟粕相結，則爲虛熱，非陰虛陽虛之謂。本方以大黄、黄連爲劑，而不用枳、樸等藥者，蓋以泄虛熱，非以蕩實熱也。雄按：不但不用枳、樸等藥也，二味僅以麻沸湯漬須臾即絞，其味甚薄，乃可泄虛熱，若久漬味厚，雖無枳、樸亦能下走陽胃也。汪按：尤氏解釋極精妙，夢隱更以煎法釋之，亦妙。

三十八、**附子瀉心湯**　大黄二兩，酒浸　黄連炒　黄芩炒，各一兩　附子一枚，去皮，別煮取汁

以麻沸湯二升漬三味，須臾，絞去渣，納附子汁。分溫再服。

徐洄溪曰：前方乃法之最奇者，不取煎而取泡，欲其輕揚清淡以滌上焦之邪，此法更精，附子用煎，三味用泡，扶陽欲其熱而性重，開痞欲其生而性輕也。雄按：觀此可知用藥之道。

鄒潤安曰：心之爲體，於卦象離，今被邪逼，則外陽内伐，内陰沸騰，故半夏、甘草、生薑三瀉心湯，治陰邪之未化者也。大黄、黄連、附子二瀉

心湯，治陰邪之已化者也。陰邪已化，不逼心陽，則在內之沸亂署定，惟在外之邪氣尚阻，則取二黃之泄熱，蕩去其邪，邪去正自安矣。惡寒汗出者，在上之陰邪才化，在下之陰氣復逆，故輕取二黃之氣，以蕩熱除穢，重任附子之威，以追逐逆陰，使之異趨同歸，相成而不相背也。其未化者，陽餒肭於陽位，而恣肆於陰分，邪盤踞於清道，而潰泄於下焦，非乾薑、半夏、生薑之振散陰霾，不足以廓清心之外郭，非人參、黃連之養陰泄熱，不足以安擾心之內訌也。

又曰：余治瘧發時先嘔者，用半夏瀉心；吐瀉交作者，用生薑瀉心；胸痞下利者，用甘草瀉心；皆應如桴鼓。

三十九、**小承氣湯** 大黃四兩 厚樸二兩 枳實三枚 水四升，煮取一升二合，去滓。分溫二服。初服湯當更衣，不爾者盡飲之，若更衣勿服。

雄按：於大承氣湯既去芒硝而減枳、樸，復以大黃同煎，而緩其蕩滌之性，古人謂之和胃之劑，故曰小承湯。

四十、**牛黃清心丸**　陝西牛黃二分五厘　鏡面硃砂一錢五分　生黃連五錢　黃芩　山梔各三錢　鬱金二錢　爲末，蒸餅爲糊，丸如黍米大，每服七八丸。

王晉三曰：此丸古有數方，其義各別。若治溫邪内陷包絡神昏者，惟萬氏此方爲妙。蓋溫熱入於心包絡，邪在裏矣，草木之香，僅能達表，不能透裏，必借牛黃幽香物性，乃能内透包絡，與神明相合。然尤在佐使之品，配合咸宜，萬氏用芩、連、山梔以瀉心火，鬱金以通心氣，辰砂以鎮心神，合之牛黃相使之妙。是丸調入犀角、羚羊角、金汁、甘草、人中黃、連翹、薄荷等湯劑中，頗建奇功。

雄按：周公謹云：局方牛黃清心丸，祇是前八味至蒲黃而止，自山藥以後凡二十一味，乃補虚中山芋丸，當時不知何以誤併爲一，因循不曾改正，貽誤後人匪細。凡此之類，讀書者不可不知也。一方用牛黄、雄黄、黄連、黄芩、梔子、犀角、鬱金、硃砂各一兩，真珠五錢，冰片、麝香各二錢五分，研煉蜜丸，每重一錢，金箔爲衣，蠟匱。功效較萬方爲勝。汪按：萬方太輕，此方較有力。

四十一、**至寶丹** 生烏犀角 生玳瑁 琥珀 鏡面硃砂研飛 雄黄研飛，各一兩 西牛黄五錢 龍腦研 麝香研，各一錢 安息香一兩五錢，爲末，酒研飛淨，一兩熬膏，用水安息尤妙 金箔銀箔各五十片，研細爲衣 先將犀玳爲細末，入餘藥三勻，將安息香膏重湯煮，凝成後，入諸藥中，和搜成劑。丸如梧子大，蠟護。臨服剖用，人參湯化下三丸至五丸，《本事方》有人參、南星、天竺黄。

王晉三曰：此治心臟神昏，從表透裏之方也。黄、犀、玳、珀，以有靈之物，内通心竅，朱、雄、二箔以重墜之品，安鎮心神，佐以腦、麝、安息，搜剔幽隱諸竅。東垣云：冰、雄、牛、麝入骨髓，透肌膚，《抱樸子》言金箔、雄黃合餌爲地仙，若與丹砂同用爲聖金，餌之可以飛昇。故熱入心包絡，舌絳神昏者，以此丹入寒涼湯藥中用之，能祛陰起陽，立展神明，有非他藥所可及。徐氏云：安神定魄，必備之方，真神丹也。若病因頭痛而即神昏不語者，此肝虛魂升於頂，當用牡蠣救逆以降之，又非至寶丹所宜輕試。

四十二、**涼膈散**一名連翹飲子　連翹四兩　大黃酒浸　芒硝　甘草各二兩　黄芩酒炒　薄荷　梔子各一兩　爲麤末，每服三、五錢，加竹葉七片，水一碗半，煎一碗去滓。入生白蜜一匙，微煎溫服，與四物各半服，能和營泄熱。名雙和散。《本事方》加赤芍、乾葛，治諸熱累效。《玉機》云：輕者宜桔梗湯。汪按：此方與第二方桔梗湯名同實異。即本方去硝、黄加桔梗，舟楫之品，浮而上之，去膈中無形之熱，且不犯中下二焦也。雄按：此方加減法詳《宣明論》。

徐洄溪曰：此瀉中上二焦之火，即調胃承氣，加疏風清火之品也。

余師愚曰：熱淫於內，治以鹹寒，佐以苦甘，故以連翹、黄芩、竹葉、薄荷升散於上，大黄、芒硝推蕩其中，使上升下行，而膈自清矣。余謂疫疹乃無形之熱，投以硝黄之猛烈，必致内潰，因去硝黄加生石膏、桔梗，使熱降清升，而疹自透，亦上升下行之義也。雄按：法本《宣明》，剪裁甚善。

四十三、**犀角地黄湯** 暹羅犀角磨汁 連翹各三錢 生地五錢 生甘草五分

水二鍾，武火煎三物至八分，去滓。入犀汁和服。

王晉三曰：溫熱入絡，舌張煩熱，八、九日不解，醫反治經，寒之、散之、攻之，熱勢益熾，得此湯立效者，非解陽明熱邪，解心經之絡熱也。按《本草》犀角、地黄能走心經，專解營熱，連翹入心散客熱，甘草入心和絡血，以治溫熱證熱邪入絡，功勝《局方》。

四十四、**導赤散**　生地　木通　甘草梢各等分　雄按：生地、木通不應等分。水煎服，或加淡竹葉。　汪按：古方淡竹葉即竹葉也，淡竹乃竹名耳，今藥肆所售淡竹葉草，是小青之別種，性能涼胃，不能清心。醫人每多誤用。雄按：本方去甘草加黄芩蜜丸，名火府丹，亦治心熱、溺濇、淋渴等證，本方加升麻、黄連、丹皮，名升麻清胃湯，輕清涼血，乃秦皇士透化斑疹之良劑。

四十五、**理中丸**　人參　甘草炙　术　乾薑各三兩　搗篩爲末，蜜和爲丸，如雞子黄大。以沸湯數合，和一丸研碎溫服之。日三、四服。夜二服。腹中未熱，益至三、四丸，雄按：未熱二字，須著眼腹中不冷者其可服乎。然不及湯。湯法以四味依兩數切，用水八升煮取三升，去渣。溫服一升。日三。

徐洄溪曰：此仲景治寒多霍亂之方也，蓋亦傷寒之類。後人以暑月之吐利當之，而亦用此方，更造爲大順散者，皆無稽之論也。

四十六、**四君子湯**　人參　白朮炒　茯苓各二錢　甘草炙，一錢　生薑三片　大棗二枚　水煎溫服。

徐洄溪曰：此補脾之主方。

四十七、**玉女煎** 生石膏三五錢 熟地三五錢，或一兩 麥冬二錢 知母 牛膝各一錢五分 水一鍾半，煎七分服。

雄按：陳修園力闢此方之謬，然用治陰虛胃火熾盛之齒痛，頗有捷效。若治溫熱病，地黄宜生，牛膝宜刪，葉氏引用，決不泥守成方。近讀《景岳發揮》，果與陳氏之論印合。

四十八、**四物湯** 生地 當歸各三兩 芎藭一兩五錢 芍藥二兩 㕮咀，每服四錢，水二盞，煎八分去滓。溫服。

張路玉曰：四物爲陰血受病之專藥，非調補真陰之藥也。

汪按：調補真陰宜集靈膏（一百十二），不宜四物，而人多誤會。

四十九、**小柴胡湯** 柴胡半觔 黄芩 人參 甘草炙 生薑各三兩 半夏半升

大棗十二枚　水一斗二升，煮取六升，去滓，再煎取三升。溫服一升。日三。

尤拙吾曰：熱入血室三條，其旨不同。第一條是血舍空而熱乃入者，空則熱不得聚而游其部，故脇滿痛。第二條是熱邪與血俱結於血室者，血結亦能作寒熱，柴胡亦能去血結，不獨和解之謂矣。第三條是熱邪入而結經尚行者，經行則熱亦行而不得留，故必自愈，無犯胃氣及上二焦，病在血而不在氣，在下而不在上也。若誅伐無過，變證隨出，烏能自愈耶！

沈再平曰：今人治瘧必用此湯，若非此湯，即不足以爲治者，故致輾轉淹滯，變生不測，竟能殞命，則知瘧本非死證，惟概以柴胡治瘧者殺之也。夫柴胡爲少陽表藥，若其瘧果發於少陽，而以柴胡治之無不立愈。若繫他經，用之則必使他經之邪，輾轉而入少陽，遷延以斃。乃既死猶曰柴胡爲治瘧主藥。吾開手即用之，不知其何以死。病家亦以柴胡治瘧而竟不效，真其命之當死也。彼此昏迷，不得一悟，良可浩嘆！雄按：《內經》論瘧，既分六經又分臟腑，並不泥定少陽一經，醫家釋之。

雄按：本方柴、半各八兩，准今得六錢零八厘，參、草、芩、薑各三兩，准今得二錢二分八厘，棗十二枚，以水一斗二升，准今得八合零四抄，煮至減半去滓，再煎至減半，夫煎而又煎，只取四分之一，其湯之濃鬱甘柔可知。喻氏謂和藥取其各藥氣味之相和，余謂和者取其氣緩味厚，斯爲補正托邪之劑，故惟風寒正瘧邪在少陽者，可按法而投，則參、甘、薑、棗補胃充營，半夏利其樞，柴、芩解其熱，病無不愈矣。猶之今人於瘧發之先，飲啖羊肉酒飯，亦能取效。汪按：瘧疾寒來之時，強食過飽，往往一寒不能復熱而死。吾見甚多，不可不戒。蓋風寒自表而受，胃腑空虛，自能安穀，治必先助中氣，托邪外出，即禦外邪杜其內入，誠一舉兩全之策也。若溫熱暑濕諸瘧，邪從口鼻而受，肺胃之氣，先已窒滯，病發即不飢惡穀，脘悶苔黃。苟不分別，但執此湯，奉爲聖法，則參、甘、薑、棗，溫補助邪，驟則液涸神昏，緩則邪留結痞，且有耗傷陰血而成瘧勞者。即不用全方，而專以柴胡爲治瘧主藥，亦惟營陰充裕。或溫熱暑濕之邪本不甚重，及兼感風寒之表邪者，始可見功。汪按：治正瘧必宜此湯，溫暑亦有正瘧，不獨風寒方用，黄芩是清熱非祛寒也。且柴胡主少陽半表半裏，黄芩裹藥，亦非以治表邪，但當辨其是否正瘧耳。若似瘧非瘧，妄用柴胡，必提成長熱不退，或兩耳大痛，甚至神昏，更或引動肝風，痙厥立至，生平見之屢矣。故倪涵初所定三方，亦愈病者稀而加病者多也。汪按：瘧疾強止，變成膨脹者多不救，而人但知其膨脹而死，未嘗歸咎於治瘧之不善，故醫者終身誤人而不自知，雖告之不信也。世人凡患瘧，不究病因，輒以薑棗湯灌之，其弊類此。羊肉亦然。凡屬時瘧，雖愈後亦忌食，食則必復。此時瘧之所以異於正瘧也。可不察哉。

五十、桂枝紅花湯　傷寒桂枝湯加紅花。原方桂枝、芍藥、生薑各三兩，甘草炙二兩，大棗十二枚。

五十一、蔥豉湯　蔥白一握　香豉三合　水煎，入童子小便一合，日三服。

雄按：蘆根、桑葉、滑石、蔗漿之類，皆可隨證佐用。

張路玉曰：本方藥味雖輕，功效最著，凡虚人風熱、伏氣發溫，及產後感冒，靡不隨手獲效。

尤拙吾曰：溫邪之發，陰必先傷，設有當行解散者，必兼滋陰之品於其中，昔人於葱豉湯內加童便，於梔豉湯中加地黄、麥冬，亦此意也。雄按：二方加減，古法最祥。

華岫雲曰：在內之溫邪欲發，在外之新邪又加，葱豉湯是爲捷徑，表分可以肅清。

鄒潤安曰：梔子與葱白，一係泄熱，一係通陽，泄熱者縱，通陽者横，縱則能通上下之道，此所以宜於汗吐下後表邪已解之時；横則能達外内之情，此所以宜於病初起卒難辨識之際。而豆豉擅開發上焦鬱抑，宣導陰濁逗留，故在先在後，咸藉以奏功也。

雄按：葉氏《春溫篇》於新邪引動伏邪，亦主是方。蓋此湯爲溫熱初病開手必用之劑，鞠通不察，捨近而圖遠，遂爲喻氏臆説所惑。以桂枝湯爲初感之治，仍不能跳出傷寒圈子矣。意欲紹述仲聖乎，則祖上之門楣，不可誇爲自己之閥閱也，拘守其跡，豈是心傳。尤氏云：桂枝湯爲傷寒表病而裏和者設，溫病伏寒變熱，少陰之精已被劫奪，雖有新舊合邪，不可更用辛溫助熱而絕其本也。吳氏殆未之聞耶。

五十二、**清心涼膈散**一名桔梗湯　即涼膈散（四十二）去硝、黄加桔梗，余氏又加生石膏，爲治疫疹初起之良劑。

五十三、**葦莖湯**　葦莖二觔　薏苡仁　瓜瓣各半觔　桃仁五十枚　水一斗，先煮葦莖得五升，去滓，納諸藥，煮取二升。服一升，再服。

雄按：鄒氏續疏云：葦莖形如肺管，甘涼清肺，且有節之物生於水中，能不爲津液閡膈者，於津液之閡膈而生患害者，尤能使之通行。薏苡色白味淡，氣涼性降，秉秋金之全體，養肺氣以肅清，凡濕熱之邪客於肺者，非此不爲功也。瓜瓣即冬瓜子，冬瓜子依於瓤內，瓤易潰爛子不能浥，則其能於腐敗之中，自全生氣，即善於氣血凝敗之中，全人生氣，故善治腹內結聚諸癰，而滌膿血濁痰也。桃仁入血分而通氣，合而成劑，不僅爲肺癰之妙藥，竟可瘳肺痺之危疴。

五十四、**瀉白散**　桑白皮　地骨皮各一兩　甘草五錢　爲麤末，每服一二錢，入粳米百粒，水煎。

徐洄溪曰：此方能治肺中之飲。

雄按：此瀉去肺熱，而保定肺氣之方也。若肺不傷於熱而傷於風寒者，誠有如鞠通所謂必將邪氣戀定，而漸成勞怯矣。故用藥必先議病也。

五十五、**葶藶大棗瀉肺湯**　葶藶熬令黃色，搗丸如雞子大　大棗十二枚　水三升，煮棗取二升，去棗，納葶藶煮取一升。頓服。

雄按：《外臺》用葶藶、杏仁各一升，大棗六十枚，合杵如膏，加蜜作丸，桐子大，桑白皮湯下六七十丸。以大便通利爲度。《本事方》無杏仁，有陳皮、桔梗，棗肉丸梧子大，每服五七丸，飲下，名棗膏丸。元戎於本方加麻黃、五味子，汪按：此二味併用似嫌夾雜。並治痰實飲閉而爲喘脹者，余治虛弱人患實痰哮喘者，用葶藶炒黃，煎湯去渣，以湯煮大棗食之。亦變峻劑爲緩劑之一法也。

五十六、**竹葉石膏湯** 竹葉二握　生石膏一觔　半夏半觔，洗　人參三兩　甘草二兩，炙　麥門冬一觔　粳米半升　雄按：陳修園曰《傷寒論》用人參者有數方，皆因汗吐下之後亡其津液，故取甘涼以救其陰也。水一斗，先煮六味取六升，去滓，納粳米煮米熟，湯成去米。溫服一升。日三。集驗：此方加生薑治嘔最良。雄按：余用此方治暑瘧極妙。

徐洄溪曰：此治傷寒解後，虛羸少氣之善後方也。蓋大病之後，必有留熱，治宜清養，後人俱概用峻補，以留其邪，則元氣不能驟復，愈補愈虛矣。雄按：此理惟喻氏知之，葉氏精之。

五十七、**清燥救肺湯** 經霜桑葉三錢，去筋 杏仁七分，去皮尖，炒黄 麥門冬一錢二分 生石膏二錢五分 人參七分 阿膠八分 胡麻仁一錢 枇杷葉去毛筋，一片 甘草一錢 水一腕，煎六分。食遠服。痰多加貝母、栝蔞，血枯加生地，熱甚加犀角、羚羊角，或加牛黄。

柯韻伯曰：古方用香燥之品以治氣鬱，不獲奏效者，以火就燥也。惟繆仲淳知之，故用甘凉滋潤之品，以清金保肺立法，喻氏宗其旨，集諸潤劑而制此湯，用意深矣。汪按：此治秋燥證之神方，勝於東垣清燥湯多矣。

五十八、**炒香丸**一名大聖丸 巴豆三百十五粒，去皮心膜，炒熟，研如面 牛黄研 膩粉研 龍腦研 麝香研，各三兩 辰砂飛，九兩 金箔研，九十片，研匀，煉黄蠟六兩，入白蜜三分，同煉令匀爲丸。每兩作三十丸。白湯下二丸。日二。《宣明》有水銀、硼砂。

此丸治驚癇百病，亦治傷寒潮熱積熱，結胸發黄，狂走躁熱，大小便不通。徐氏云：三分一丸，難於下咽，宜作一分一丸，每服三丸爲妥。

五十九、**六一散**一名天水散　膩白滑石六兩，水飛　甘草一兩，炙　爲細末，每服三錢，溫水或新汲水調下。日三。暑濕内侵，風寒外襲者，豆豉五十粒，葱白五寸，水一盞，煮汁調下即解。甚者三服必愈。催生下乳，溫水擂胡麻漿調下，併可下死胎，解斑蝥毒。加辰砂少許名益元散，加黄丹少許名紅玉散，加青黛少許名碧玉散，加薄荷葉末少許名雞蘇散。

李瀕湖曰：熱散則三焦寧而表裏和，濕去則闌門通而陰陽利，完素以之治七十餘證，贊爲凡間仙藥，不可缺乏。雄按：小溲清長者勿服。

六十、**大順散**　甘草三十觔，剉寸長　乾薑　杏仁去皮尖　肉桂去麤皮，各四觔　先將甘草同白砂炒及八分黄熟，王晉三曰：白砂即河砂。或云是白砂糖，非。次入乾薑同炒會薑裂，次入杏仁又同炒，候不作聲爲度。篩去砂。後入肉桂一處搗爲散。每服二錢。水煎溫服。如煩躁，井華水調下，不拘時，沸湯調亦可。

王安道曰：此方甘草最多，乾薑、杏仁、肉桂次之，除肉桂外三物皆炒者，原其初意，本爲冒暑伏熱，引飲過多，脾胃受濕，嘔吐水谷不分，臟腑不調所立，蓋溫中藥也。內有杏仁，不過取其能下氣耳，若以之治靜而得之之證，吾恐不能解而反增內煩也。世俗不明，類曰夏月陰氣在內，此等方爲必用之藥。吁！誤矣。夫陰氣非寒氣也，蓋夏月陽氣發散於外，而陰氣則在內耳，豈可視陰氣爲寒氣，而用溫熱之藥乎？陰果爲寒，何以夏則飲水耶。

汪按：若夏月必宜溫藥，則冬月必宜涼藥乎？且大熱煩躁，而更以薑、桂之燥熱助之，不得已而用井華水，欲使相濟，不知井華水之力不能制也，尤爲進退無據矣。

徐洄溪曰：此治暑月內傷飲冷證，非治暑也。又甘草多於諸藥八倍亦非法。此等病百不得一，偶用之耳。而製藥四十二觔，又止服二錢，其意何居？其方本不足取，而世之庸醫，竟以此治燥火之暑病，殺人無算，可勝悼哉！

六十一、**紫雪** 黃金一百兩，徐云：以飛金一萬頁代之尤妙 寒水石 磁石 石膏 滑石各三觔

以上併搗碎，用水一斛，煮至四斗，去滓，入下藥：羚羊角屑 犀角屑 青木香 沉香各五觔 丁香一兩，徐云：宜用二兩 元參 升麻各一觔 甘草八兩，炙 以上入前藥汁中，再煮取一斗五升，去滓。入下藥：樸硝十觔 硝石四觔，徐云：二硝太多，宜用十分之一 二味入前藥汁中，微火上煎，柳木篦攪不住，候有七升，投在木盆中半日，欲凝，入下藥：硃砂三兩 麝香當門子一兩二錢五分 二味入前藥中，攪調令勻，瓷器收藏，藥成霜雪而色紫，新汲水調下。雄按：《雞峰方》無磁石、滑石、硝石，其二角只用各十兩，丁、沉、木香各五兩，升麻六兩，樸硝二觔，麝香卻用三兩餘，六味同。又薛公望云：方中黃金不用亦可。汪按：宜用飛金箔，不可去。

徐洄溪曰：邪火毒火，穿經入臟，無藥可治，此能消解，其效如神。

六十二、**禹餘糧丸** 即鍼砂丸又名蛇含石丸

蛇含石 即蛇黄大者，三兩，以新鐵銚盛入炭火中燒，石與銚子一般紅，用鉗取蛇黄傾入醋中，候冷，研極細末聽用。 禹餘糧 三兩 真鍼砂 五兩，以水淘淨炒乾，入餘糧一處，用米醋二升，就銚內煮，醋乾爲度，後用銚并藥入炭火中，燒紅鉗出，傾藥淨甎上，候冷研細。 以三物爲主，其次量人虛實，入下項藥：羌活 川芎 木香 茯苓 牛膝 桂心 白豆蔻 大茴 蓬朮 附子 乾薑 青皮 三稜 白蒺藜 當歸 酒浸一宿，各五錢 爲末，入前藥拌匀，以湯浸蒸餅，捩去水，和藥再杵爲丸，梧子大。食前溫酒白湯任下三十丸至五十丸。最忌鹽，一毫不可入口，否則發疾愈甚。但試服藥，即於小便內旋去，不動臟腑，而能去病。日三服。兼以溫和調補氣血藥助之，真神方也。 雄按：此乃治水腫寒積之方，今人輒用以治脹，然脹有寒熱二證，設熱脹誤服，貽害非輕。丹溪云：溫熱之藥太多，宜有加減，不可徒執其方。魏玉横云：陰虛內熱而爲䐜脹，誤服燥熱石藥必死。

徐洄溪曰：此方兼治有形之積塊。

六十三、牡蠣澤瀉散　牡蠣　澤瀉　蜀漆洗去腥　栝蔞根　葶藶子　商陸根熬　海藻洗去鹹，各等分

異擣下篩爲散，更入臼中杵之，白飲和服方寸匕。小便利止後服。雄按：古云商陸水煎能殺人。

華岫雲曰：葉氏雖善用古方，然但取其法而併不膠柱，觀其加減之妙，如復脈、建中、瀉心等類可知。至用牡蠣澤瀉散，只取此二味，故案中有但書用某方而不開明藥味者，決非盡用原方，必有加減之處。觀者以意會之可也。雄按：此論通極，諸方皆當作如是觀。

鄒潤安曰：牡蠣澤瀉散證，水蓄於下，上焦之氣不能爲之化，故類萃商陸、葶藶以從上下降，澤瀉、海藻以啟水中清氣上行，栝蔞、牡蠣則一以上濟其清，一以下召其濁而使之化耳。

又曰：牡蠣澤瀉散，治腰以下水氣不行，必先使商陸、葶藶從肺及腎，

開其來源之壅，而後牡蠣、海藻之軟堅，蜀漆、澤瀉之開泄，方能得力。用栝蔞根者，恐行水之氣過駛，有傷上焦之陰，仍使之從脾吸陰，還歸於上。與常山之蛇，擊其首則尾應，擊其尾則首應者不殊也。

六十四、**越婢湯** 麻黃六兩 石膏八兩 生薑三兩 甘草二兩 大棗十二枚

水六升，煮麻黃去沫，納諸藥，煮取三升。分三服。惡風加附子一枚。

喻嘉言曰：越婢湯者，示微發表於不發之方也，大率取其通調營衛，麻黃、石膏二物，一甘熱，一甘寒，合而用之，脾偏於陰，則和以甘熱；胃偏於陽，則和以甘寒。乃至風熱之陽，水寒之陰，凡不和於中土者，悉得用之。何者？中土不和，則水穀不化，其精悍之氣，以實營衛，營衛虛，則或寒或熱之氣皆得壅塞其隧道，而不通於表裏。所以在表之風水用之，而在裏之水兼渴而小便自利者咸必用之，無非欲其不害中土耳。不害中土，自足消

患於方萌矣。

六十五、**甘遂半夏湯**　甘遂大者三枚　半夏十二枚　芍藥五枚　甘草如指大，一枚，一本無甘草，

汪按：王氏雖強爲之釋，究當從一本去甘草爲是。水二升，煮取半升，去滓，以蜜半升和藥汁，煎取八分，頓服之。

王晉三曰：甘遂反甘草，反者，此欲下而彼欲上也，乃以芍藥約之，白蜜潤之，則雖反而甘遂仍得下滲。《靈樞》有言，約方如約囊。甘遂、半夏，逐留飲彌漫於腸胃之間，雖利而續堅滿，苟非以甘草、白蜜與甘遂大相反者，激而行之，焉能去其留著之根，相反爲方，全賴芍藥之酸可勝甘，約以監反，庶不溷亂中焦而爲害，然學識未優者，不可輕拭於人也。

六十六、**控涎丹**一名妙應丸　甘遂去心　大戟去皮　白芥子各等分　爲末，蒸餅糊丸。每服五、七丸至十丸。臨臥薑湯服。雄按：余治虚人飲證，每以六君子湯去甘草，送服甚妥，達可謂之子龍丸，云治流註竄毒甚效。

王晉三曰：控，引也。涎，讀作羨，涵涎也，水流貌，引三焦之水，涵涎流出於水道也。芥子色白入肺而達上焦，甘遂色黃入脾而行中焦，大戟色黑入腎而走下焦，故曰芥子走皮裏膜外之水飲，甘遂決經遂之水飲，大戟逐臟腑之水飲，三者引經各異，涵涎於水道則同，故復之爲方，而名控涎也。

汪按：涎即次之俗字，亦作漩，本指口唾，引伸爲痰涎，王說未當。

六十七、**又控涎丹**　治諸癇　生川烏　半夏洗　僵蠶炒，各半兩，生薑汁浸一宿　鐵粉三錢，研　全蠍　甘遂面裹煨，各二錢半　爲細末，生薑自然汁爲丸，如綠豆大，硃砂爲衣。每服十五丸，生薑湯下。二方俱忌食甘草。

六十八、**五子五皮湯**　即五皮飲五加皮、地骨皮、茯苓皮、大腹皮、生薑皮、一方五加易陳皮、一方五加易桑白皮。加杏仁、蘇子、葶藶子、白芥子、萊菔子一方無杏仁、芥子有香附、車前子

六十九、**桂苓丸**　桂一兩　茯苓二兩　爲末蜜丸，沸湯下二錢，作湯名桂

苓飲。

七十、**禹功丸**即禹功散　黑牽牛頭入磨一次，不復再磨，四兩　大茴香炒，一兩　爲細末，以生薑自然汁調服一二錢，或加木香一兩。

七十一、**防己茯苓湯**　防己　黄耆　桂枝各三兩　茯苓六兩　甘草二兩　水六升，煮取二昇。分溫三服。

王晉三曰：余治太陽腰髀痛，審證借用此方，如鼓之應桴。

七十二、**中滿分消湯**　半夏一錢　厚樸　黄連　黄柏俱薑制　川烏　乾薑俱炮　開口吳萸炒　草豆蔻炒，研　木香　人參各五分　茯苓　澤瀉各一錢半　生薑五片　水煎稍熱服。大忌房勞、生冷、炙、煿、酒、面、糟、醋、鹽、醬等物。身熱脈浮，喘滿有表證，加麻黄五分。血虛至夜煩熱，加歸身、黄耆各五分。陽氣下陷，便溺赤濇，加升麻、柴胡各三分。脾氣虛弱，飲食不磨，去黄柏加益智仁、畢澄茄、青皮各二分。

七十三、**中滿分消丸** 厚樸 半夏 黄連俱薑汁妙 黄芩 枳實 白朮同枳實拌濕炒焦 乾生薑 茯苓 豬苓 澤瀉 人參各五錢 甘草炙，一錢 湯浸蒸餅爲丸，梧子大，每服百丸。沸湯下。

脾胃氣滯，食積脹滿，加陳皮、砂仁各五錢。經脈濕滯，腹皮骸臂痛不可拊者，加片子薑黄一錢。肺熱氣化不行，溺閉喘渴者，加知母三錢。

張路玉曰：東垣分消湯丸，一主溫中散滯，一主清熱利水。原其立方之旨，總不出《内經》平治權衡，去菀陳莝，開鬼門、潔淨府等法，其湯方主中滿寒脹，乃下焦陰氣逆滿，抑遏中焦陽氣，有似乎陰之象，故藥中雖用烏頭之辛熱，宣佈五陽，爲闢除陰邪之嚮導，即用連、柏之苦寒以降泄之，苟非風水膚脹脈浮證起於表者，孰敢輕用開鬼門之法，以鼓動其陰霾四塞乎。

丸方主中滿熱脹，用黃芩之輕揚以降肺熱，則用豬苓、澤瀉以利導之，故專以潔淨府爲務，無事開鬼門宣佈五陽等法也。

七十四、**小青龍湯**　麻黃去節　芍藥　細辛　乾薑　甘草炙　桂枝各三兩　五味子　半夏各半升　水一斗，先煮麻黃減二升，去上沫，納諸藥，煮取三升。去滓。溫服一升。

徐洄溪曰：此方專治水氣，蓋汗爲水類，肺爲水源，邪汗未盡，必停於肺胃之間，病屬有形，非一味發散所能除。此方無微不到，真神劑也。

七十五、**木防己湯**　木防己三兩　桂枝二兩　人參四兩　石膏如雞子大，二枚　水六升，煮取二升。分溫再服。虛者即愈，實者復發，去石膏加茯苓、芒硝。

尤拙吾曰：防己、桂枝，一苦一辛，並能行水氣而散結氣，而痞堅之處，必有伏陽，吐下之餘，定無完氣，書不盡言，而意可會也。故又以石膏治熱，人參益虛，於法可謂密矣。其虛者外雖痞堅，而中無結聚，即水去氣行而愈，其實者中實有物，氣暫行而復聚，故三日復發也。去石膏加芒硝者，魏伯鄉云：以其既散復聚，則有堅定之物，留作包囊，故以堅投堅而不破者，即以軟投堅而即破也。加茯苓者，亦引飲下行之用耳。

鄒潤安曰：防己之莖如木，故名木防己，後世以其出漢中，因又名漢防己，非二物也。如仲聖但以防己名湯，則曰木防己湯，連他物以名湯，則除去木字，以便稱謂耳。後人以莖爲木，以根爲漢，及治風治水之分，均屬臆斷。

七十六、**藿香正氣散** 厚樸 陳皮 桔梗 白朮 半夏各二兩 大腹皮換檳榔亦可，或用蒼朮 白芷 茯苓 蘇葉 藿香各三兩 甘草炙，一兩 爲麤末，每服三錢，薑三片，棗一枚，煎熱服。汪按：《蘭臺軌範》無白朮。

七十七、不换金正氣散　蒼朮泔浸去皮，麻油拌炒黄，四兩　厚樸去皮，薑汁炒　陳皮去白　甘草炙，各三兩　藿香　半夏各二兩　爲麤末，每服三錢。水煎溫服。或加香豉。

雄按：二方皆治風寒外感，食滯内停，或兼濕邪，或吸穢氣，或傷生冷，或不服水土等證，的是良方。若溫暑熱證，不兼寒濕者，在所切禁。今人謂其統治四時感證，不審病情，一概亂用，殊可笑也。

七十八、六和湯　香薷二兩　人參　茯苓　甘草炙　扁豆　厚樸薑制　木瓜　杏仁去皮尖　半夏各錢　藿香　砂仁炒，研，各六分　生薑三片　大棗一枚　水煎熱服，一方無香薷有白朮。汪按：宜用香薷，爲暑月受涼閉汗，故表之也。

雄按：此亦治暑月外感風寒，内傷生冷之劑。香薷飲之方不一，主治略同，皆非治暑之藥也，用者辨之。

七十九、五積散　蒼朮　厚樸　陳皮　甘草　麻黄　桂枝　炮薑　半夏

茯苓 枳殼 桔梗 芍藥 當歸 川芎 白芷 生薑 葱白 爲麤末，每服三錢。水煎服。汪按：麻黃亦爲閉汗而設。

雄按：此治外受寒濕，內挾冷食之劑。

八十、**益黃散** 陳皮 青皮下食入太陰之倉 丁香去脾胃中寒，各二錢 訶子肉五錢，能開胃消食止痢 甘草炙，三錢 爲末，每服一二錢，水煎。錢仲陽用治脾土虛寒，嘔吐泄瀉。汪按：徐洄溪謂訶子肉水煎澀難入口，此方似宜末服，不必水煎。

八十一、**又益黃散** 人參 陳皮去白，各一錢 黃耆二錢 生甘草 炙甘草各五分 芍藥七分 黃連少許 爲末，每服二錢，水一杯煎五分服，李東垣用治慢脾風。

八十二、**星附六君湯** 即六君子湯四君子加陳皮、半夏是也 加制南星 白附子

附：連香飲缺 俟考

雄按：本論主治熱氣深伏，煩渴嘔逆，必以黃連之苦降泄熱爲君，或謂

即香連丸，則木香與火升作嘔者非所宜也。若寒嘔則石蓮丁香飲，甚妙。

八十三、**黃連竹茹橘皮半夏湯**　藥即湯見。

雄按：此方於橘皮竹茹湯，去生薑之溫，甘草之甘，加黃連之苦寒，以降諸逆衝上之火，半夏之辛開，以通格拒搏結之氣。用治嘔噦，其效如神。

八十四、**來復丹**　太陰元精石　舶上硫黃　硝石各一兩，用硫黃爲末，微火炒結成砂子大　橘紅　青皮去白　五靈脂澄去砂，炒令煙盡，各二錢爲末，醋糊丸豌豆大，每服三十丸。白湯下。

八十五、**七香餅**　香附　丁香皮各一兩二錢　甘松八錢　益智仁六錢　砂仁　蓬朮　廣皮各二錢　爲末，神曲糊調勻，捏成餅子，每重一、二錢，乾之，用時杵碎，水煎服。

八十六、**平胃散**　茅山蒼朮去麤皮，米泔浸，五兩　紫厚樸去皮，薑汁炒　陳皮去白，各三兩二錢　甘草炙，三兩　爲末，每服二錢，水一盞，薑一片，同煎七分，溫服。

柯韻伯曰：《內經》以土運太過曰敦阜，其病腹滿；不及曰卑監，其病留滿痞塞。三承氣湯調胃土之敦阜，此方平胃土之卑監也，培其卑者而使之平，非削平之謂，猶溫膽湯用涼劑而使之溫，非用溫之謂也。

雄按：柯氏此論，雖已超越前賢，而義猶未暢也。三承氣湯，調胃土之敦阜覶矣，若卑監者，乃是脾德有慚，土不勝濕，健運失職，陽氣不升，非胃病也。夫脾字從卑，原爲陰土，其性惡濕，燥補相宜，既知脾濕去而不滯，脾得補而健運，則是方也，乃調脾土之卑監，而名曰平胃者，以脾氣健而升，則胃自平而降耳，本非削平之調也。

八十七、**胃苓湯** 即平胃合五苓也。

八十八、**桃核承氣湯** 桃仁五十個，去皮尖 大黃四兩 甘草 桂枝 芒硝各二兩

水七升，煮取二升半，去滓，納芒硝，更上火，微沸下火。先令溫，服五

合。日三服。當微利。徐云：微利則僅通大便，不必定下血也。

徐洄溪曰：熱甚則血凝而上干心包，故神昏而如狂，血得熱而行，苟能自下，則邪從血出，亦能自愈，但小腹急結，是蓄血見證，宜此主之。

鄒潤安曰：瘀血一證，《傷寒論》、《金匱要畧》論之最詳，大凡已見熱標，而無熱證，脈無熱象者瘀也。有所阻則應有所不通，有所阻而氣化仍通者瘀也。並無所阻而自謂若有所阻者瘀也。有燥象而不渴，不應渴而反渴者瘀也。蓋氣以化而行，血以行而化，氣已行而結者猶結，則非氣病，況血應濡而不濡，實非枯而似枯，是非有瘀，何由得此哉！雄按：余治李氏婦崩後溺濇，暨顧氏婦產後小便不通，皆以瘀行而愈。可見病機多幻，雖聖人亦有所不能盡也。故許知可治毗陵貴婦，用桃仁煎而愈，古之人有行之者矣。王清任論病專究瘀血，即葉氏所云病久入絡，義皆本於仲景也。

八十九、**白虎加桂枝湯** 石膏一觔 知母六兩 甘草二兩炙， 粳米二合 桂枝三兩 剉，每服五錢，水一盞半，煎至八分，去滓。溫服，汗出愈。

鄒潤安曰：或問桂枝與白虎，寒熱天淵，安可兼用，且論中諄諄以表不解禁用白虎，既可兼用，則何不加此，而必待表解乎？曰表不解不可與白虎條，上文言脈浮發熱無汗，乃麻黄證，非特不得用白虎，且不得用桂枝矣。白虎證者脈大也，汗出也，煩渴欲飲水也，三者不兼即非是。今云其脈如平，身無寒但熱時嘔，皆非白虎證，亦未必可用桂枝。特既與白虎，則三者必具，再加骨節煩疼之表，則無寒不得用柴胡，有汗不得用麻黄，熱多又不得用附子。不用桂枝和營通絡而誰用者！且古人於病有分部，非如後世多以陰陽五行生克爲言。雄按：因此遂成議藥不議病之世界，積重難返，奈何！傷寒有傷寒用藥之例，溫瘧有溫瘧用藥之例，蓋傷寒自表入裏，故有一毫未化之寒，即不可與全入者併論，溫瘧自内出外，裏既全熱，但有骨節煩疼一種表證，即不得全認爲熱，而單用白虎，故必兼桂枝使之盡化，而頃刻致和矣。

九十、**四獸飲**　即六君子湯，加草果爲散，每服四五錢，生薑三片，鹽少許，烏梅一個，水煎服。

九十一、**露薑飲**　人參　生薑等分　陰陽水煎，去滓。露一宿，再煎數沸。溫服。

葉香巖曰：瘧疾之發，由於受暑者多，若驟用溫補截之，爲害不淺。松江趙嘉柱瘧發數次，用此法變血痢而死。雄按：此方必邪衰正餒而纏綿不已者，始可用以截之。白露降而炎暑消，故取秋露以滌餘邪，若秋前露自地昇，不能取也。

九十二、**鱉甲煎丸**　鱉甲十一分，炙　烏扇即射干，燒　鼠婦熬　乾薑　黄芩　大黄

桂枝　石韋去毛　厚樸　紫葳　阿膠各三分　柴胡　蜣螂熬，各六分　芍藥　牡丹皮　䗪蟲熬，各五分　葶藶熬　半夏　人參各一分　瞿麥　桃仁各二分　蜂窠炙，四分，赤硝十二分　爲末，取鍛灶下灰一斗，清酒一斛五斗，浸灰俟酒盡一半，著鱉甲於中，煮令泛爛如膠漆，絞取汁，納諸藥煎爲丸如梧子大，空心服七丸，日三服。雄按：凡用介類之藥入丸劑，皆當倣此聖法，庶無流弊。

王晉三曰：鱉甲煎丸，都用異類靈動之物，若水陸飛潛升者、降者、走者、伏者咸備焉，但恐諸蟲擾亂神明，取鼈甲爲君守之，其泄厥陰破癥瘕之功，有非草木所能比者。阿膠達表息風，鱉甲入裏守神，蜣螂動而性升，蜂房毒可引下，䗪蟲破血，鼠婦走氣，葶藶泄氣閉，大黃泄血閉，赤硝軟堅，桃仁破結，烏扇降少陽相火，紫葳破厥陰血結，乾薑和陽退寒，黃芩和陰退熱，和表裏則有柴胡、桂枝，調營衛則有人參、白芍，厚樸達原，劫去其邪，丹皮入陰，提出其熱。石韋開上焦之水，瞿麥滌下焦之水，半夏和胃而通陰陽，灶灰性溫走氣，清酒性暖走血，統而論之，不越厥陰陽明二經之藥。故久瘧邪去營衛而著臟腑者，即非瘧母，亦可借以截之。《金匱》惟此方與薯蕷丸藥品最多，皆治正虛邪者，久而不去之病，非匯集氣血之藥，攻補兼施，未易奏功也。雄按：有形癥瘕，按之不移者，即非瘧母，亦可借以緩消。

九十三、六神湯　即四君子湯加山藥、扁豆。雄按：二陳湯去甘草加旋覆花、石菖蒲、膽南星，亦名六神湯，治顛狂昏厥諸痰證，極效。

九十四、三黃湯　黃連酒煮　黃芩酒炒　大黃酒浸，各等分，《金匱》倍大黃名瀉心湯　麻沸湯二升漬之，須臾，絞去滓，分溫再服。爲末，煉白蜜丸梧子大，名三黃丸。去大黃加黃柏等分煎，名金花湯。更加梔子名梔子金花湯即黃連解毒湯爲末蜜丸，名金花丸。金花湯爲末蜜丸，名三補丸。三黄丸加黄柏等分滴水丸，名大金花丸。

張石頑曰：金花湯祇芩、連、柏三味，作丸名三補金花丸，較湯多梔子，作湯名解毒，更加大黄則名大金花湯，湯丸雖異，功用不殊。但取急攻則用湯，緩祛則用丸，微有區别耳。

九十五、**甘露消毒丹**一名普濟解毒丹

飛滑石十五兩　綿茵陳十一兩　淡黄芩十兩　石菖蒲六兩　川貝母　木通各五兩　藿香　射干　連翹　薄荷　白豆蔻各四兩

各藥曬燥，生研細末，見火則藥性變熱 每服三錢，開水調服，日二次。或以神曲糊丸如彈子大，開水化服，亦可。

雄按：此治濕溫時疫之主方也。《六元正紀》五運分步，每年春分後十三日，交二運。徵，火旺，天乃漸溫，芒種後十日，交三運。宫，土旺，地乃

漸濕，溫濕蒸騰，更加烈日之暑，爍石流金，人在氣交之中，口鼻吸受其氣，留而不去，乃成濕溫疫癘之病。而爲發熱倦怠，胸悶腹脹，肢痠咽腫，斑疹身黄，頤腫口渴，溺赤便閉，吐瀉瘧痢，淋濁瘡瘍等證，但看病人舌苔淡白，或厚膩或乾黄者，是暑濕熱疫之邪，尚在氣分，悉以此丹治之立效，並主水土不服諸病。汪按：普濟消毒飲用芩、連、陳皮、元參、連翹、甘桔、升、柴、馬勃、鼠粘、薄荷、板藍根、僵蠶，或加人參、大黄，今附載。

九十六、**神犀丹**　烏犀角尖磨汁　石菖蒲　黄芩各六兩　真懷生地冷水洗淨，浸透，搗絞汁　銀花各一觔，如有鮮者搗汁用尤良　糞清　連翹各十兩　板藍根九兩，無則以飛淨青黛代之　香豉八兩　元參七兩　花粉　紫草各四兩

各生曬研細，忌用火炒　以犀角、地黄汁，糞清和搗爲丸，切勿加蜜，如難丸可將香豉煮爛每重三錢，涼開水化服。日二次。小兒減半。如無糞清，可加人中黄四兩研入。

雄按：溫熱暑疫諸病，邪不即解，耗液傷營，逆傳内陷，痙厥昏狂，譫

語發斑等證，但看病人舌色乾光，或紫絳，或圓硬，或黑苔，皆以此丹救之。若初病即覺神情昏躁，而舌赤口乾者，是溫暑直入營分。酷暑之時，陰虛之體，及新產婦人，患此最多，急須用此，多可挽回，切扔拘泥日數，誤投別劑，以僨事也。兼治痘瘄毒重，夾帶紫斑危證，暨痘疹後餘毒內熾，口糜咽腐，目赤神煩諸證。方中犀角爲君，鎊而煎之，味極難出，磨則需時，緩不及待，抑且價昂，非貧人所能猝辦。有力者預爲合就施送，則患者易得救活必多。貧者重生，陰功亦大。或存心之藥鋪，照本製售，亦方便之一端也。

九十七、**溫膽湯** 竹茹 枳實 半夏各一兩 橘紅一兩五錢 茯苓七錢 甘草炙，四錢 每服四五錢，生薑一片，紅棗一枚，水一鍾五分，煎七分服。

羅東逸曰：膽爲中正之官，清靜之府，喜寧謐，惡煩擾，喜柔和，不喜壅鬱。蓋東方本德，少陽溫和之氣也。是以虛煩驚悸者，中正之官，以熇熱而不寧也。熱嘔吐苦者，清靜之府，以鬱久而不謐也。痰氣上逆者，土家濕熱反乘，而木不得遂其條達也。如是者首當清熱及解利三焦。方中以竹茹清胃脘之陽，而臣以甘草、橘、半，通胃以調其氣，佐以枳實，除三焦之痰壅，使以茯苓平滲，致中焦之清氣，且以驅邪，且以養正。三焦平而少陽平，三焦正而少陽正，膽家有不清寧而和者乎，和即溫也，溫之者實涼之也。晉三亦云：膽氣退熱爲溫，非謂膽寒而溫之也。雄按：此方去薑、棗，加黃連，治濕熱挾痰而化瘧者甚妙，古人所未知也。

九十八、**麻黃杏仁甘草石膏湯**　藥即湯見。張石頑曰：此大青龍湯去桂枝，越婢湯加杏仁也。雄按：彼二方有薑棗。專祛上焦濕熱痰氣，與苓桂术甘湯互發。彼借苓术，專祛心下之支飲。此借石膏，專祛膈上之濕熱也。汪按：此語可商，石膏除熱非祛濕之品也。

尤在涇曰：汗出而喘無大熱者，其邪不在經腠而在肺中，故非桂枝所能發。麻、杏辛甘入肺，散邪氣。肺被邪鬱而生熱，石膏辛寒入肺，除熱氣。甘草甘溫安中氣，且以助其散邪清熱之用，乃肺臟邪氣發喘之劑也。又曰：大青龍主散表寒而兼清裏熱，故麻黃多於石膏，此清肺熱而兼散肺邪，故石膏多於麻黃。

九十九、白頭翁湯　白頭翁二兩　秦皮　黃連　黃柏各三兩　水七升，煮取二升，去滓。溫服一升。

柯韻伯曰：三陰俱有下利證，自利不渴者屬太陰，是臟有寒也。自利渴者屬少陰，以下焦虛寒，津液不升，故引水自救也。惟厥陰下利屬於熱，以厥陰主肝而司相火，肝旺則氣上撞心，火鬱則熱利下重，濕熱穢氣奔迫廣腸，魄門重滯而難出。《內經》云：暴注下迫者是矣。脈沉爲在裏，弦爲肝脈，是木鬱之徵也。渴欲飲水，厥陰病則消渴也。白頭翁臨風偏靜，長於驅風，用爲君者，以厥陰風木，風動則木摇而火旺，欲平走竅之火，必寧摇動之風。秦皮木小而高，得清陽上升之象爲臣，是木鬱達之，所以遂其發陳之性也。黄連瀉君火，可除上焦之渴，是苦以發之。黄柏瀉相火，可止下焦之利，是苦以堅之也。治厥陰熱利有二：初利用此方，以升陽散火，是謂下者舉之，寒因熱用法；久利則用烏梅丸之酸以收火，佐以苦寒，雜以溫補，是謂逆之從之，隨所利而行之，調其氣使之平也。

雄按：徐氏亦云烏梅丸治久痢之聖方也。

一百、縮脾飲　縮砂仁　烏梅肉　草果仁煨　甘草炙，各四兩　乾葛　白扁豆各二兩　每服四錢，水一碗，煎八分，水澄冷服以解煩，或欲溫欲熱，任意服。

雄按：脾爲陰土，喜燥而惡濕，貪凉飲冷，則脾陽爲濕所滯，而緩縱解佚，不能宣運如常矣。故以砂仁、草果快脾而去其所惡之濕，臣以甘草、扁豆，甘淡以培其正氣，即佐葛根、烏梅，一以振其敷佈之權，一以縮其緩縱之勢，況梅能生液，濕去津生，最爲可法。

一百一、**三甲散** 龜甲、鱉甲併用酥炙黄爲末各一錢，如無酥，各以醋炙代之 穿山甲土炒黄爲末 蟬脫洗淨炙乾 白僵蠶切生用 牡蠣煅爲末 當歸各五分 白芍酒炒，七分 甘草三分 䗪蟲三個，乾者擘碎，鮮者杵爛，和酒少許，取汁入湯藥，同服，其滓入諸藥同煎。

水二鍾，煎八分，濾去滓，溫服。

雄按：此方從《金匱》鱉甲煎丸脫胎。

一百二、**白虎加蒼朮湯** 即白虎湯加蒼朮一味。

葉香巖曰：知母氣味苦寒，入足陽明。甘草氣味甘平，入足太陰。石膏氣味辛寒，入手太陰足陽明。蒼朮氣味苦辛溫，入足太陰。粳米氣味甘平，入手足太陰。此治暑濕相搏而爲濕溫病者，以苦寒辛寒之藥清其暑，以辛溫雄烈之藥燥其濕，而以甘平之藥緩其中，則賊邪正邪皆卻，正自安矣。

一百三、清暑益氣湯　人參　黄耆　白朮　廣皮　神曲　澤瀉各五分　蒼朮　升麻各一錢　麥冬　炙草　葛根　當歸　黄柏各一分　青皮二分半　五味子九粒　水二盞，煎一盞，去滓。溫服。

雄按：《治法彙》只用參、耆、朮、草、歸身、橘皮、五味、麥冬、黄柏九味加薑、棗（汪按：東垣此方洄溪已譏其用藥雜亂，此去蒼朮、升麻、葛根是矣，然猶不免近雜。用此方者，加減尚宜斟酌。）

王晉三曰：此治膏粱之體，因避暑而襲涼飲冷，内傷脾胃，抑遏真陽之劑。故方中以清解與補益兼施。

尤拙吾曰：元氣本虛，而又傷於暑濕，以致四肢倦怠，精神短少，懶於動作，胸氣短促，不思飲食，脈浮緩而遲者，（雄按：其脈如是，乃氣虛溫盛，兼吸微暑也。）可用此方。若體實脈盛，或雖虛而不甚，及津涸煩渴多火者，則不可混投也。雄按：濕熱病篇第三十八條後，余有清暑益氣法可用也汪按：夢隱所定清暑益氣方，用西洋參、石斛、麥冬、黃連、竹葉、荷稈、知母、甘草、粳米、西瓜翠衣十味，較東垣之方爲妥。然臨證尚宜加減斟酌。又按：傷暑倦怠投參、麥、五味立效，然必審其無外感者，若有暑邪投之其危立至，不可不慎也。

雄按：東垣專事升陽，徐洄溪、章杏雲皆深非之。此方亦從補中益氣加味。魏柳洲云：補中益氣湯，爲東垣治內傷外感第一方，後人讀其書者，鮮不奉爲金科玉律。然不知近代病人，類多真陰不足，上盛下虛者，十居八、九，即遇內傷外感之證，投之輒增劇，非此方之謬，要知時代稟賦各殊耳。陸麗京嘗言，陰虛人誤服補中益氣，往往暴脫，司命者審諸。今人吸煙者多，陰液既已耗傷，痰氣極易升逆，按丹溪云：素無痰者，服升柴不致滿悶。孫文垣云：經謂升降浮沉必順之，又曰天時不可伐，雖宜升提之病，而冬之閉藏，實爲春令發生之本。天人一理，若不顧天時，而強用升提之法，是伐天和而泄元氣，根本既虧，來春何以發生！此等至理，皆不可不知也。余謂東垣立方，命名本錯，設當時立此培中舉陷之法，名曰補中升氣湯，則後人顧名思義，咸知其爲升劑矣。原以昇藥舉陷乃既曰補中，復云益氣，後人遂以爲參、朮得升、柴，如黃耆得防風，而功愈大，既能補脾胃之不足，又可益元氣之健行，凡屬虛人，皆堪服餌，而忘其爲治中虛兼外感之方，再經立齋之表章，每與腎氣丸相輔而行。幸張會卿一靈未泯，雖好溫補，獨謂此方未可浪用，奈以盧不遠之賢，亦祖新甫，甚矣積重之難返也。惟葉天士謂立齋用藥，每執死法，未免有不中肯綮者。汪按：洄溪亦以立齋爲庸醫之首。

一百四、**生脈散**　方見濕熱病篇，第三十九條。

一百五、**香薷飲**　**四味香薷飲**　**黃連香薷飲**　**五物香薷飲**　**十味香薷飲**

並見濕熱病篇，第四十條。

一百六、**真人養臟湯**　人參　白朮炒焦，各錢半　肉桂　訶子肉　木香　肉豆蔻　罌粟殼各五分　水煎溫服。一方有白芍、甘草，甚者加附子五分。

雄按：此治久瀉而脾腎虛寒，臟氣不攝之方也。汪按：此方訶子肉、罌粟殼併用，較益黃散更濇，亦宜末服，不宜煎服。又按：此方必純屬虛寒者方可用，若用以治暑熱之痢，則必噤口告危，殺人如草矣。

一百七、冷香飲子　附子炮　陳皮　草果各一錢　炙甘草一錢五分　生薑五片

水一鍾煎滾即濾，井水頓冷服。

雄按：此方與大順散，皆治陰寒冷濕之氣，客於太少二陰而爲霍亂吐下之方也。多由畏熱而浴冷臥風，過啖冰瓜所致，乃暑月之中寒證，非病暑也。若痢疾門中，可用此方之證，甚屬罕見。苟諦審未確，切須慎之，萬一誤投，噬臍奚及。洄溪云：如有暑邪者，薑斷不可用，雖佐芩、連不可救也，況薑、附同用，而無監製之品可乎？俞東扶云：昔羅謙甫治商參政與完顏小將軍二案，俱用熱藥，俱不名曰暑病。又吳球治遠行人一案，雖在暑月，直曰中寒。蓋恐後世誤以熱藥治暑，特舉病因以稱之，可謂名正言順矣。蓋寒暑者天地一定之陰陽，不容混淆，隆冬既有熱病，盛夏豈無寒病，故辨證爲醫家第一要務。辨證既明，自然不惑於悠悠之謬論，而無倒行逆施，遺人夭

殃之慮矣。

一百八、**敗毒散**　羌活　獨活　柴胡　前胡　川芎　枳殼　桔梗　茯苓　甘草　薄荷　爲細末，每服二錢。水一盞煎七分，溫服。或沸湯點服亦得。雄按：此即《活人》本方，去人參、薑，加薄荷。

余師愚曰：此足三陽藥也，羌活入太陽而理游風。獨活入太陰而理伏邪，兼能除痛。柴胡散熱升清，協川芎和血平肝，以治頭痛目昏。前胡、枳殼降氣行痰，協桔梗、茯苓以泄肺熱，而除濕消腫。甘草和裏，更以薄荷爲君，取其清涼氣味皆薄，疏導經絡，表散能除高巔邪熱，方名敗毒，良有以也。疫證初起，服此先去其爪牙，雄按：爪牙者表邪之謂也，無表邪者不可用也。使邪不盤踞經絡，有斑即透，較升、葛、荊、防，發表多多矣。如口乾舌燥，加黄芩，喉痛加山豆根，倍甘、桔，雄按：雖加苦寒之品，終嫌升散，必惡寒無汗者，始可用也。古方引用生薑，生薑性太熱，與疫證不宜，以葱白易之可也。

雄按：喻氏論疫，推服此方爲第一，極言其功效之神，後人從而和之。然羌、獨、柴、芎，類屬溫升，考《活人書》治傷寒瘟疫，風濕風眩，拘踡風痰，頭痛目眩，四肢痛，憎寒壯熱，項強睛疼，則所治者，原是風寒濕障雜感之傷寒瘟疫，並非兼治暑燥之病者。余氏因熊氏先翦爪牙之說，遂謂溫熱之疫，初起亦當先服此方，雖每服二錢，尚是小劑，但必外挾風寒濕之表邪者，始爲合拍。否則熱得風而愈熾，能無亢逆之憂乎，惟桔梗湯（五十二）最爲中窾，用者審之。

一百九、**清瘟敗毒飲**　生石膏大劑六兩至八兩，中劑二兩至四兩，小劑八錢至一兩二錢　小生地大劑六錢至一兩，中劑三錢至五錢，小劑二錢至四錢　烏犀角大劑六錢至八錢，中劑三錢至五錢，小劑二錢至四錢　真川連大劑四錢至六錢，中劑二錢至四錢，小劑一錢至一錢半　梔子　桔梗　黃芩　知母　赤芍　元參　連翹　甘草　丹皮　鮮竹葉　先煮石膏數十沸，後下諸藥，犀角磨汁和服。

此十二經泄火之藥也。凡一切火熱，表裏俱盛，狂躁煩心，口乾咽痛，大熱乾嘔，錯語不眠，吐血衄血，熱甚發斑，不論始終，以此爲主方。蓋斑疹雖出於胃，亦諸經之火有以助之，重用石膏直入胃經，使其敷佈於十二經，退其淫熱。佐以黄連、犀角、黄芩，泄心肺火於上焦。丹皮、梔子、赤芍，泄肝經之火。連翹、元參，解散浮游之火。生地、知母，抑陽扶陰，泄其亢甚之火，而救欲絕之火。桔梗、竹葉，載藥上行，使以甘草和胃。此大寒解毒之劑，重用石膏，則甚者先平，而諸經之火，自無不安矣。若疫證初起，惡寒發熱，頭痛如劈，煩躁讝妄，身熱肢冷，舌刺唇焦，上嘔下泄，六脈沉細而數，即用大劑。沉而數者，即用中劑。浮大而數者用小劑。如斑一出，即加大青葉，並少佐升麻四五分，引毒外透，此内化外解，濁降清升之法，治一得一，治十得十。以視升提發表而加劇者，何不俯取芻蕘之一得乎。雄按：觀此說則初起不必用剪爪牙之法也。又秦皇士治斑，用升麻、黄連、生地、丹皮、甘草、木通，名升麻清胃湯，輕清涼血，亦是透化斑疹之妙法。誤食葷腥者，加山楂、砂仁。乾隆甲申，余客中州，先君偶染時疫，爲群醫所誤，抱恨終天，曷其有極，思於此證，必有以活人者，公之於世，亦以稍釋余懷。因讀《本草》，言石膏性寒，大清胃熱，味淡氣薄，能解肌熱，體沉性降，能泄實熱，恍然大悟，非石膏不足以治熱疫，遇有其證輒投之，無不得心應手。三十年來，頗堪自信，活人所不治者，筆難罄述。然一人之治人有限，因人以及人無窮，因著爲《疫疹一得》，公之於世，使天下有病斯疫者，起死回生，咸登壽域，余心庶稍安焉。桐城余霖漫識。

吴種芝曰：甲寅夏久無雨，暑氣盛行，人多疾病，病則必死，醫家齊束手不治。師愚輒予以石膏、黄連等劑，無不立效。其得之則生，不得則死者，不可更僕數。而余門下奎氏两兄弟，一存一夭，尤屬明徵。然存活日多，而謗者日益衆，謂師愚非石膏不立劑，是誣人，甚至以謗師愚之故，並謂石膏爲斷不可用，豈不更誣藥哉。誣人既已不可，誣藥而愚者信焉，妄者傳焉，雖遇熱證兇危，仍以柴、葛當之，不效則投以丹、芩，又不效則投以人參、桂、附。雄按：矗工伎倆大率如此。至於一誤再誤，死而後已，醫者猶詡詡得意曰，非我也，命也。是以謗師愚之故，而累及無辜，置人之生死於弗顧也，豈不大可嘆哉！

莊制亭曰：此方分兩太重，臨證時不妨量裁一、二味，或減輕分兩，如石膏由三、五錢以至二、三兩皆可取效。汪按：石膏體重，若衹用三、五錢，似嫌太少。

雄按：余君治祁某案後云：此方醫家不敢用，病家不敢服，甚至藥肆不敢賣，有此三不敢，疫證之死於誤者不知凡幾。紀文達公於癸丑年曾目擊師愚之法，活人無算，而謂其石膏有一劑用至八兩，一人服至四觔，因而疑爲司天運氣所值，未可執爲通例。余氏書中，亦羅列運氣之説，然則甲子、甲申、戊子、丙午、癸丑、甲寅等年歲運併不同，何以案中治法皆同乎？此司天在泉之不可泥，但察其時之旱潦，見證之宜否爲可憑也。道光中歸安江筆花治一時疫發斑，用石膏至十四觔而斑始透，蓋深得師愚之法者。而王予中太史《白田集》有《石膏辨》云：目擊受石膏之害者甚多，深以繆仲淳、袁體庵爲不可法。賢者尚爾，無怪乎庸耳俗目之謗師愚也。夫停食不消，因而致死者多矣，豈可歸罪於五穀，以爲神農後稷作俑，而令天下人闢穀耶！況物性之中和，莫如穀矣，而霍亂痧脹，一口米湯下咽，即難救治。蓋一病有一病之宜忌，用得其宜，硝、黄可稱補劑，苟犯其忌，參、术不異砒、硇，故不可捨病之虛實寒熱而不論，徒執藥性之純駁以分良毒也。補偏救弊，隨時而中，貴於醫者之識病耳。先議病，後議藥，中病即是良藥。汪按：凡藥能治病者，誤用即能殺人，參、朮與硝、黄無異也，貴於中病而已。乃世人無病者偏好服藥，及有病又不議病而議藥，醫者欲其道之行，借以謀生，相率阿世取容。偶有特立之士，力排衆論，别出心裁如師愚者，且群目爲怪物矣。欲求醫學之昌明何可得乎！此數語乃醫者之良箴，處方之軌範，吾願世人之醫人，取而三復之。然讀書以明理，明理以致用，苟食而不化，則麤庸偏謬，貽害無窮，非獨石膏爲然矣。搢紳先生，博覽之餘，往往涉獵岐黄家言，或筆之於書，或參贊親友之病，世人因信其知儒，遂並信其知醫，孰知紙上談兵，誤人不淺。吕晚村是其尤者也。安得如徐洄溪者，一一而砭之哉。汪按：洄溪有《涉獵醫書誤人論》言皆切中，可以垂戒，而《醫貫砭》一書尤極有功於醫學。無如世之庸耳俗目，推尊晚村者終不肯信也。可嘆！

一百十、錫類散　象牙屑焙　珍珠各三分　飛青黛六分　梅花冰片三厘　壁錢俗名喜兒窠，二十個。用泥壁上者，木板上者勿用。　西牛黄　人指甲男病用女，女病用男，分别合配各五厘。　研極細粉，密裝瓷瓶内，勿使泄氣，專治爛喉時證，及乳蛾牙疳，口舌腐爛，凡屬外淫爲患諸藥不效者，吹入患處，瀕死可活。

雄按：此方尤飲鶴附載於《金匱翼》，云張瑞符傳此救人而得子。故余名之曰錫類散，功效甚著，不能殫述。

一百十一、**硃砂安神丸** 透明硃砂另研 黄連各五分 生地三錢 當歸 甘草各二錢

爲細末，酒泡蒸餅，丸如麻子大，即以硃砂爲衣。每服三十丸，卧時津液咽下。

葉仲堅曰：《經》云：神氣舍心，精神畢具，又云：心者生之本，神之舍也。且心爲君主之官，主不明則精氣亂。神太勞則魂魄散，所以寤寐不安，淫邪發夢，輕則驚悸怔忡，重則癡妄顛狂。硃砂具光明之體，赤色通心，重能鎮怯，寒能勝熱，甘以生津，抑陰火之浮游，以養上焦之元氣，爲安神之第一品。心苦熱，配黄連之苦寒，瀉心熱也，更佐甘草之甘以瀉之。

心主血，用當歸之甘溫，歸心血也，更佐地黄之寒以補之，心血足則肝得所藏而魂自安，心熱解則肺得其職而形自正也。

一百十二、集靈膏　人參　枸杞子各一觔　天冬　麥冬　生地　熟地各二十八兩　懷牛膝酒蒸，四兩　甜水砂鍋熬膏，將成，加煉白蜜六兩，滚數沸收入之。白湯或酒調服。

雄按：先大父云：此方始見於《廣筆記》，云出内府，又載於《治法彙》，而無牛膝。方後註血虚加當歸四兩，脾弱加白朮四兩或半觔。且云：治一切氣血兩虚，身弱咳嗽者，罔不獲效，凡少年但覺氣弱倦怠，津液少，虚火上炎，急宜服之。後惟魏玉横善用此方，《續名醫類案》内極著其功效，實即人參固本加味也。或又加仙靈脾，余謂峻滋肝腎之陰，無出此方之右者。若兼帶下遺精者，宜去牛膝加黄柏，大便易滑者，亦去牛膝，重加生薏仁，

《理虛元鑒》治勞嗽，用本方去人參、牛膝，加元參、甘、桔。

一百十三、**麥冬湯** 麥冬一兩 炙甘草二兩 鮮竹葉十五瓣 北棗肉兩枚

爲細末，每服五錢，粳米湯盞半，煎至一盞溫服。不能服者，棉漬點口中。如加人參更妙。

雄按：此海藏方也，即《金匱》麥門冬湯，去半夏，加竹葉，治房勞復之氣欲絶者，服之大效，然《外臺》於此證，主一味竹皮湯，以竹皮堅韌，能固氣液之脱，而清虛火，方中似不可缺。又枸杞子純甘多液，能補精神氣血之耗傷。凡氣喘吸促，根蒂欲漓者，可加入兩許，殊勝人參、熟地也。即不因房勞而氣液兩虧，不能受重劑峻補者，余亦用此法接續其一線之生機，每多獲效。推而廣之，可以養心營，可以潤肺燥，汪按：嗽證肺雖虛而尚有邪者，麥冬究宜慎用。可以緩肝急，可以補脾陰，其用多矣。宜易其名曰小復脈湯。

《醫道傳承叢書》跋

（鄧老談中醫）

現在要發揚中醫經典，就要加入到弘揚國學的大洪流中去，就是要順應時代的需要。中華民族的精神，廣泛存在于十三億人民心中，抓住這個去發揚它，必然會得到大家的響應。中醫經典要宣揚，必須有中醫臨床作爲後盾。中醫經典都是古代的語言，兩千多年前的，現在很多人沒有好好地學習《醫古文》，《醫古文》學習不好，就沒法理解中醫的經典。但更重要的是中醫臨床！沒有臨床療效，我們講得再好現在人也聽不進去，更不能讓人接受。

過去的一百年裏，民族虛無主義的影響很大，過去螺絲釘都叫洋釘，國內做不了。可現在我們中國可以載人航天，而且中醫已經應用到了航天事業上，例如北京中醫藥大學王綿之老就立了大功，爲宇航員調理身體，使他們大大減少太空反應，這就是對中醫最好的宣揚。

中醫是個寶，她兩千多年前的理論比二十一世紀還超前很多，可以説是『後現代』。比如我們的治未病理論，西醫就沒有啊，那所謂的預防醫學就只是預防針（疫苗）而已，只去考慮那些微生物，去殺病毒，不是以人爲本，是拆補零件的機械的生物醫學。我們是仁心仁術啊！是開發人的『生生之機』的辯證的人的醫學！這個理論就高得多。那醫院裏的ICU病房，全封閉的，空調還開得很猛，病人就遭殃了！只知道防病毒、細菌，燒傷的病人就讓你盡量地密封，結果越密封越糟糕，而中醫主張運用的外敷藥幾千年來療效非常好！但自近現代西醫占主導地位後就不被認可。相比而言，中醫很先進，治病因時、因地、因人制宜，這是中醫的優勢，這些是機械唯物論所不能理解的。

治未病是戰略，（對一般人而言）養生重于治病。（對醫生而言）有養生沒有治病也不行。我們治療就是把防線前移，而且前移很多。比西醫而言，免疫學最早是中醫發明的，人痘接種是免疫學的開端。醫學上很多領域都是我們中醫學領先世界而開端的呢！但是，西醫認死了，免疫學就是打預防針！血清治療也有過敏的，並非萬無一失。現在這個流感他們西醫就沒辦法免疫，病毒變異太多太快，沒法免疫！無論病毒怎麽變異，兩千多年來我們中醫都是辨證論治，效果很好。西醫沒辦法就只好抗病毒，所以是對抗醫學，人體當做戰場，病毒消滅了，人本身的正氣也被打得稀巴爛了。所以，中醫學還有很多思想需要發揚光大。這兩年『治未病』的思想被大家知道了，多次在世界大會上宣講。中醫落後嗎？要我說中醫很先進，是走得太快了，遠遠超出了現代人的理解範圍，大家只是看到模糊的背影，因爲是從後面看，現代人追不上中醫的境界，只能是遠遠地看，甚至根本就看不見，所以也沒法理解。現在，有人要把中醫理論西醫化，臨床簡單化，認爲是『中醫現代化』。背離中醫固有的理論，放棄幾千年來老祖宗代代相傳的有效經驗，就取得不了中醫應有的臨床療效，怎麽能説是發展中醫？

中醫的優勢就存在于《神農本草》、《黄帝内經》、《八十一難》、《傷寒卒病論》等中醫經典裏。讀經典就是把古代醫家理論的精華先拿到，學中醫首先要繼承好。例如：《黄帝内經》給我們講陰陽五行、臟腑經絡、人與天地相參等理論，《傷寒論》教我們怎麽辨證、分析病機和處方用藥，溫病學是中醫臨床適應需要、沿着《内經》《傷寒》進一步的發展。中醫臨床的發展促進了理論的不斷豐富，後世中醫要在這個基礎上發展。所以，我有幾句話：四大經典是根，各家學說是本，臨床實踐是生命線，仁心仁術是醫之靈魂。

中醫文獻很重要，幾千年來的中醫經典也不限于四大經典，只是有些今天看不到了。從臨床的角度，後世的各家學說都是中醫經典的自然延續。傷寒派、溫病派……傷寒派一直在發展，不是停留在張仲景時代。歷史上，傷寒派中有『錯簡』的說法，其實是要把自己對醫學的理解塞進去，這也是一種發展。因爲臨床上出現的新問題越來越多，前代注家的理論不能指導臨床，所以要尋找新的理論突破。

中醫發展的關鍵要在臨床實踐中去發展。因爲臨床是醫學的生命線！我們當年曾經遇到急性胰腺炎的患者用大承氣湯就治好了，胃穿孔的病人只用一味白芨粉就拿下。嬰兒破傷風，面如豬肝，孩子母親放下就走了，認爲死定了；我們用燈心草點火，一焳人中，孩子『哇』地哭出來了；孩子一哭，媽媽就回來了，孩子臉色也變過來了；再開中藥，以蟬蜕爲主，加上僵蠶等，就治好了。十三焳火，《幼科鐵鏡》就有，二版教材編在書裏，三版的刪掉了。十三焳火，是用燈心草點火焳穴位，百會、印堂、人中、承漿……，民國初年廣東名醫著作簡化爲七個穴位。

還有，解放後五十年代，石家莊爆發的乙腦就是用白虎湯清陽明内熱拿下的。北京發病時，當時考慮濕重，不能簡單重複，蒲輔周加用了化濕藥，治愈率百分之九十以上。過了一年廣東流行，又不一樣了。我參加了兒童醫院會診工作，我的老師劉赤選帶西學中班學員去傳染病醫院會診。當時，廣東地區發的乙腦主要問題是伏濕，廣東那年先多雨潮濕、後來酷熱，患者病機濕遏熱伏。中醫治療關鍵在利濕透表，分消濕熱，濕去熱清，正氣自復。

所以只要舌苔轉厚患者就死不了！這是伏濕由裏達表、胃氣來復之兆。廣東治療利濕透熱，治愈率又在百分之九十以上。我們中醫有很多好東西，現在重視還不夠。

我提倡要大溫課、拜名師。爲什麽要跟名師？名師臨床多年了，幾十年積累的豐富學術與經驗，半年就教給你了，爲什麽不跟？現在要多拜名師，老師們臨床多年了，經驗積累豐富，跟師學習起來就很快。讓中醫大夫們得到傳承，開始讀《内經》，可以先學針灸，學了針灸就可以立即去跟師臨床，老師點撥一下，自己親手取得療效之後就可以樹立强烈的信心，立志學習中醫。中醫思想建立起來、中醫理論鞏固了、中醫基本功紮實了，臨床才會有不斷提高的療效！之後有興趣可以學習些人體解剖等西醫的内容，中西彙通，必要時中西互補。但千萬别搞所謂的『中西結合』，中醫没水平，西醫半吊子，那就錯了。在人類文明幾千年發展過程中，中醫、西醫是互爲獨立的兩個體系，都在爲人類健康長壽服務。我不反對西醫，但中醫更人性化，『以人爲本』。現在也有好多西醫來學習中醫，把中醫運用到臨床，取得了很好的療效。我們年輕中醫值得深思啊！

大溫課就是要讀經典、背經典、反復體會經典，聯繫實踐，活學活用。我們這一代是通過學校教育、拜師、家傳、自學學成的中醫。新一代院校培養出來的年輕人要學好中醫，我很早就提出過：拜名師，讀經典，多臨證。臨證是核心，經典是不會説話的老師，拜師是捷徑。在沒有遇到合適的老師可拜時，經典是最好的老師！即使遇到合適的老師，經典也不可不讀，《論語》上説『溫故而知新』嘛！

在廣東我們已經很好地開展大溫課、拜名師活動。當年能夠戰勝非典，就是因爲通過我提倡的這種方式的學習，教育、培養出來了一批過硬的中醫大夫。現在，應該讓全中國、全世界了解中醫學的仁心仁術，使中醫學更好地爲人類健康長壽服務。希望年輕的中醫們沿著這個行之有效的方法加倍努力啊！

鄧鐵濤

邱浩、王心遠、張勇根據鄧鐵濤老中醫二〇〇八年八月十日講話整理，經鄧老本人審閱。